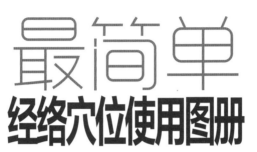

最简单

经络穴位使用图册

段学忠／主编

U0392955

化学工业出版社

·北京·

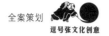

全案策划
逗号张文化创意

编写人员名单

主　　编：段学忠

副 主 编：周昀亮　张秀平

编写人员：段学忠　周昀亮　张秀平　王晓彩　仇春莺　杨正东　张腾方　张　帆
　　　　　吴晓静　朱叶琳　吴　卫　魏倩倩　戴　玄　姜舒文　王　娟　李　玲
　　　　　代光聪

摄　　影：张仕敏　张志海　刘菊华　岳林幽　张　冰

模　　特：魏熙铭　孔令媛　刘文娟　龙　蔚

图书在版编目（CIP）数据

最简单经络穴位使用图册／段学忠主编．—北京：化学工业出版社，2014.1（2025.3重印）

ISBN 978-7-122-18654-6

Ⅰ.①最…　①Ⅱ.段…　Ⅲ.①经络—图集②穴位—图集　Ⅳ.①R224.4

中国版本图书馆CIP数据核字（2013）第244176号

责任编辑：杨骏翼　高霞　　装帧设计：逗号张文化创意
责任校对：陈静

出版发行：化学工业出版社
　　　　　（北京市东城区青年湖南街13号　　邮政编码100011）
印　　装：北京瑞禾彩色印刷有限公司
710mm×1000mm　1/32　印张4　　字数100千字
2025年3月北京第1版第17次印刷

购书咨询：010-64518888
售后服务：010-64518899
网　　址：http://www.cip.com.cn

定　　价：10.00元　　　　　　　　　　版权所有　　违者必究

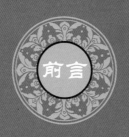

前言

　　《黄帝内经》中说："夫经脉者，所以决生死，处百病，调虚实，不可不通。"意思是说，经脉的正常运行对于疾病的治疗与身体的康复起着非常重要的作用，疏通经络可以起到治疗百病的效果。经络畅通，气血充足，才能达到身体健康的目的。

　　经络，是对经脉和络脉的统称，是人体运行气血、联络脏腑、沟通内外、贯串上下的通路，其包括十二经脉、奇经八脉、十五络脉、十二经筋和十二皮部，纵横全身。其中，十二经脉是经络系统的主干。穴位，是人体脏腑经络之气输注出入的特殊部位，既是疾病的反应点，又是针灸治疗的刺激点，时时刻刻反映着人体状况。

　　书中为大家介绍了最常见的经络穴位，可以帮助大家对全身经络穴位做一个清晰明了的全面了解。本书在介绍穴位的时候，剔除了其他繁杂的内容，只是介绍了每个穴位精准的定位、通俗易懂的功能主治，以及对大家非常有用的针灸操作方法，力求做到简单实用。

　　希望大家通过《最简单经络穴位使用图册》，可以简简单单学习，健健康康生活。

编者

目录

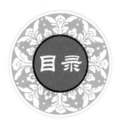

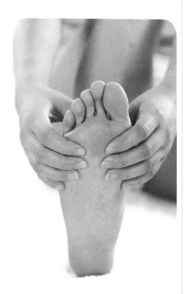

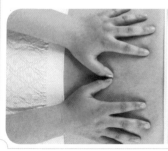
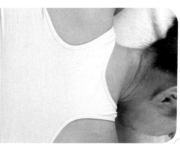

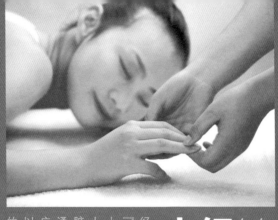

第一章

经络穴位——
人体的天然良药

经络与穴位学说，是历代医学家经过无数次的验证，上莫定了中医的理论基础。在传统的中医理论中，『取其精华、去其糟粕』而得来的。其在一定程度人体经络是一套具有强大自我调节能力的系统，五脏六腑通过经络紧密相连，相辅相成、互相影响。通过观察哪条经络有不正常的反应，就可以知道相应的脏腑器官出现了问题。知道了问题所在，就可以通过相应的穴位刺激来达到调节身体、治疗疾病的目的。

经络、穴位与它们的奇特功用

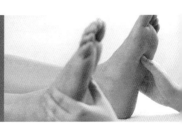

经络是经脉和络脉的总称。经络中的"经"有路径的含义，经脉是经络系统的主干，深而在里，沟通内外，贯穿上下；"络"有网络的含义，络脉是经脉的分支，浅而在表，纵横交错，遍布全身。经络包括十二经脉、奇经八脉、十二经别、十五络脉、十二经筋和十二皮部。其中十二经脉是经络系统的主干，将人体联系成一个统一的整体，再与其他经脉相结合，共同构成了遍布人体的整个经络系统。

穴位是人体脏腑经络之气输注于体表的部位，分肉腠理和骨节交会的特定孔隙。人体的穴位大体可以分为经穴、奇穴和阿是穴。它们既是人体脏腑经络气血输注于体表的特殊部位，又是疾病的反应点和针灸等治法的刺激点。

人体的经络和穴位有着密不可分的关系，它们共同作用于人体。经络中的经脉、经别与奇经八脉、十五脉络纵横交错，能够起到联系脏腑、沟通内外、运行气血、营养全身、抗御病邪、保卫机体的作用。而腧穴也有沟通表里的作用，所以内在脏腑气血的病理变化可以反应于体表腧穴，相应的腧穴会出现压痛、酸楚、麻木、结节、肿胀、变色、丘疹、凹陷等反应。利用腧穴的这些病理反应不仅可以帮助医生诊断疾病，而且能够通过刺激这些穴位，达到治疗的目的。

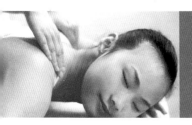

取穴的方法

取穴的三个原则

邻近部取穴

邻近部取穴就是在病痛部位的周围取穴，如眼部疾病可以取眼睛周围的睛明、球后、攒竹。

远部取穴

远部取穴就是取离病痛部位较远的穴位。一些穴位不仅能治疗它周围的病变，而且能治疗此穴所在经脉上的远部部位疾病。如手掌上的合谷穴不但能治疗手部疾病，还能治疗头、颈等部位的疾病。

对症取穴

对症取穴是根据身体症状或病因病机而取穴，根据经络理论和穴位的主治功能取穴。如发热、失眠、多梦、自汗、盗汗、虚脱等病症有时难以取穴，这就需要辨证分析，将病症归属于某个脏腑和经脉，然后再根据一定的原则取穴治疗。

根据身体反应判断穴位

身体有异常，穴位上便会出现各种反应。这些反应包括：

用手指一压，会有痛感（压痛或酸胀感）。
以指触摸，有硬块（硬结）。
稍一刺激，皮肤便会刺痒（感觉敏感）。
出现黑痣、斑（色素沉着）。
与周围的皮肤产生温度差（温度变化）。

取穴定位法

骨度折量定位法

骨度折量定位法也叫"骨度分寸法",以体表骨节为主要标志,把人体不同部位的长度和宽度划分若干等份,以此折算量取穴位。

部位	起止	骨度分寸	注意
头部	前发际至后发际正中	12寸	若发际线不明显,可以眉心至大椎作18寸,则眉心至前发际3寸,大椎至后发际3寸
	耳后两乳突之间	9寸	用于度量头后部经穴的横寸
胸腹部	天突至胸剑联合中点	9寸	胸部直寸一般根据肋骨计算,每一肋骨折作1寸6分,其中天突穴至璇玑穴作1寸算
	胸剑联合中点至脐中	8寸	用于确定上腹部经穴的纵向距离
	脐中至耻骨联合上缘	5寸	用于确定下腹部经穴的纵向距离
	两乳头之间	8寸	胸腹部取穴的横寸,可根据两乳头之间的距离折量,女性可用锁骨中线代替两乳头之间的横寸
背腰部	大椎以下至尾骶	21椎	背部可根据脊椎取穴,肩胛骨下角相当于第7胸椎
	肩峰缘至后正中线	8寸	
	肩胛骨脊柱缘至后正中线	3寸	
上肢部	腋前、后纹头至肘横纹	9寸	用于手三阴经、手三阳经的骨度分寸
	肘横纹至腕横纹	12寸	
下肢部	耻骨联合上缘至股骨内侧髁上缘	18寸	用于足三阴经的骨度分寸
	胫骨内髁下缘至内踝尖	13寸	
	股骨大转子至膝中	19寸	用于足三阳经的骨度分寸
	臀横纹至膝中	14寸	
	膝中至外踝高点	16寸	
	外踝高点至足底	3寸	

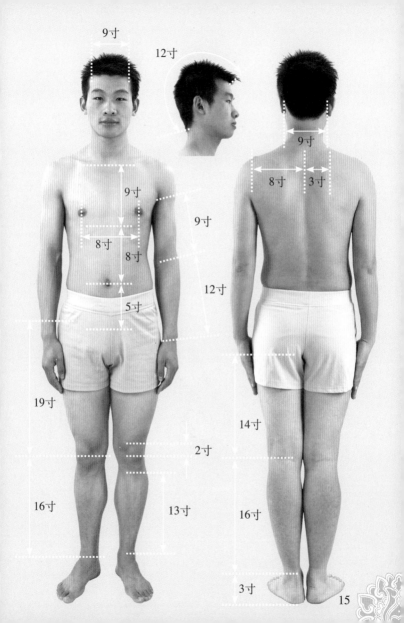

9寸

12寸

9寸

9寸

8寸

8寸

8寸

5寸

9寸

12寸

8寸

3寸

19寸

14寸

2寸

13寸

16寸

16寸

3寸

15

指寸定位法

　　指寸定位法是以自己的手指为标准进行测量定位。常用的手指同身寸法有以下 3 种。

1 **拇指同身寸**：以被取穴者拇指指间关节（拇指皱纹处）的宽度作为 1 寸。

2 **中指同身寸**：以被取穴者中指中节两端皱纹头之间的距离作为 1 寸。

3 **横指同身寸**：被取穴者的食指、中指、无名指和小指并拢，以中指中节横纹为标准，画条横线，其四指的宽度作为 3 寸。四指相并曰"一夫"，故此法又称"一夫法"。

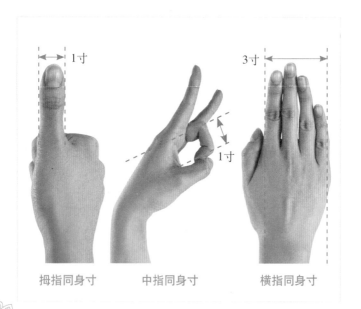

拇指同身寸　　　　中指同身寸　　　　横指同身寸

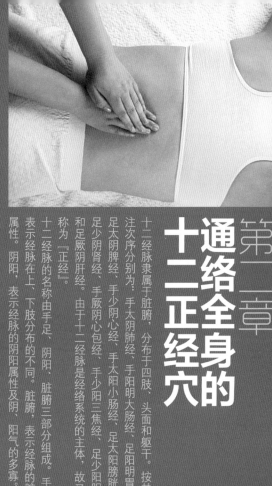

第二章

通络全身的十二正经穴

十二经脉隶属于脏腑，分布于四肢、头面和躯干。按其流注次序分别为：手太阴肺经、手阳明大肠经、足阳明胃经、足太阴脾经、手少阴心经、手太阳小肠经、足太阳膀胱经、足少阴肾经、手厥阴心包经、手少阳三焦经、足少阳胆经和足厥阴肝经。由于十二经脉是经络系统的主体，故又被称为『正经』。

十二经脉的名称由手足、阴阳、脏腑三部分组成。手足，表示经脉在上、下肢分布的不同。脏腑，表示经脉的脏腑属性。阴阳，表示经脉的阴阳属性及阴、阳气的多寡。

手太阴肺经

腧穴速记歌

手太阴肺十一穴，
中府云门天府列，
次则侠白下尺泽，
又次孔最与列缺，
经渠太渊下鱼际，
抵指少商如韭叶。

穴位主治

咳嗽、气急、心烦、胸闷、上肢内侧酸痛或厥冷、掌心发热等。

异常表现

肺部胀闷、气喘、咳嗽、喉咙疼痛、严重的胸部烦闷、视物模糊；前臂部厥冷、麻木、疼痛。

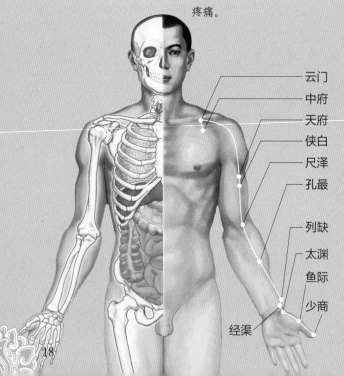

云门
中府
天府
侠白
尺泽
孔最
列缺
太渊
鱼际
少商
经渠

中府

【定位】在胸前壁的外上方，云门下1寸，平第1肋间隙，距前正中线6寸。

【功能主治】止咳平喘，清泻肺热，健脾补气。适用于咳嗽，气喘，肺胀满，胸痛，肩背痛等。

【刺灸】向外斜刺或平刺0.5~0.8寸，不可向内侧深刺；可灸。

云门

【定位】胸外侧部，肩胛骨喙突上方，锁骨下窝凹陷处，距前正中线6寸。

【功能主治】清肺理气，泻四肢热。适用于咳嗽，气喘，胸痛，肩背痛等。

【刺灸】向外斜刺0.5~0.8寸，不可向内侧深刺；可灸。

天府

【定位】位于臂内侧面，肱二头肌桡侧缘腋前纹头（即腋窝皱襞前端）下3寸处。

【功能主治】调理肺气，安神定志。适用于支气管炎，哮喘，鼻出血，吐血，肩臂部疼痛等。

【刺灸】直刺0.5~1.0寸；可灸。

侠白

【定位】位于臂内侧面，肱二头肌桡侧缘，腋前纹头下4寸，或肘横纹上5寸处。

【功能主治】宣肺理气，宽胸和胃。适用于呕吐，胸闷，支气管炎，支气管哮喘，肺炎等。

【刺灸】直刺0.5~1.0寸；可灸。

尺泽

【定位】位于肘横纹中，肱二头肌腱桡侧凹陷处。

【功能主治】清泻肺热。适用于肺炎，支气管炎，咽喉肿痛，肘关节病，小儿抽搐，小便失禁等。

【刺灸】直刺0.8~1.2寸；或点刺出血；可灸。

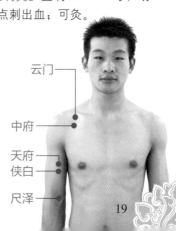

云门
中府
天府
侠白
尺泽

19

孔最

【定位】位于前臂掌面桡侧，在尺泽与太渊连线上，腕横纹上 7 寸处。

【功能主治】清热止血，润肺理气。适用于肺结核或支气管扩张引起的咳嗽、咯血，鼻出血，咽喉炎，支气管炎，支气管哮喘。

【刺灸】直刺 0.5~1.0 寸；可灸。

列缺

【定位】在前臂桡侧缘，桡骨茎突上方，腕横纹上 1.5 寸，当肱桡肌与拇长展肌腱之间。

【功能主治】止咳平喘，通经活络，利水通淋。适用于感冒，哮喘，三叉神经痛，颈椎病，高血压病等。

【刺灸】向上斜刺 0.5~0.8 寸；可灸。

经渠

【定位】在前臂掌面桡侧，桡骨茎突与桡动脉之间凹陷处，腕横纹上 1 寸。

【功能主治】宣肺利咽，降逆平喘。适用于气管炎，支气管炎，哮喘，扁桃体炎，胸痛，桡神经痛或麻痹等。

【刺灸】避开桡动脉，直刺 0.3~0.5 寸；禁灸。

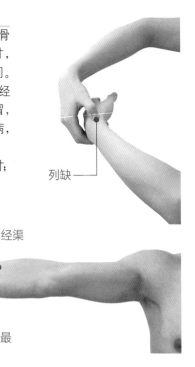

列缺——

——经渠

孔最

太渊

【定位】在腕掌侧横纹桡侧，桡动脉搏动处。

【功能主治】止咳化痰，通调血脉。适用于扁桃体炎，肺炎，心动过速，肋间神经痛，呃逆等。

【刺灸】避开桡动脉，直刺0.3~0.5寸；可灸。

鱼际

【定位】在拇指本节（第1掌指关节）后凹陷处，约当第1掌骨中点桡侧、赤白肉际处。

【功能主治】清热，利咽。适用于感冒，扁桃体炎，支气管炎，鼻出血，手指肿痛等。

【刺灸】直刺0.5~0.8寸；可灸。

少商

【定位】在拇指末节桡侧，距指甲角0.1寸（指寸）处。

【功能主治】解表清热，通利咽喉，苏厥开窍。适用于感冒发热，肺炎，失眠，黄疸，盗汗，手指挛痛等。

【刺灸】浅刺0.1寸或点刺出血；可灸。

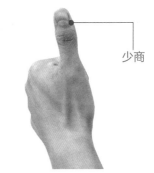

少商

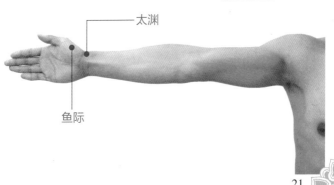

太渊

鱼际

手阳明大肠经

腧穴速记歌

手阳明穴起商阳，二间三间合谷藏，
阳溪偏历与温溜，下廉上廉三里长，
曲池肘髎迎五里，臂臑肩髃巨骨起，
天鼎扶突接禾髎，终以迎香二十止。

穴位主治

眼睛昏黄、口干、鼻塞、流清涕或出血、喉咙痛、肩前上臂部痛、食指痛或屈伸不利。

异常表现

牙齿痛，面颊部肿胀。

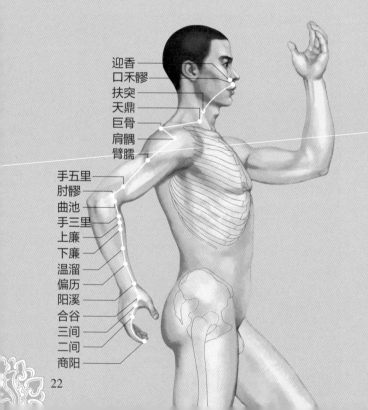

迎香
口禾髎
扶突
天鼎
巨骨
肩髃
臂臑

手五里
肘髎
曲池
手三里
上廉
下廉
温溜
偏历
阳溪
合谷
三间
二间
商阳

商阳

【定位】在食指末节桡侧，距指甲角 0.1 寸（指寸）。

【功能主治】清热解表，苏厥开窍。适用于牙痛，咽炎，腮腺炎，高热，扁桃体炎等。

【刺灸】浅刺 0.1 寸或点刺出血；可灸。

二间

【定位】微握拳，在食指本节（第 2 指掌关节）前，桡侧凹陷处。

【功能主治】解表，清热，利咽。适用于咽炎，喉炎，牙痛，鼻出血，肩周炎等。

【刺灸】直刺 0.2~0.3 寸；可灸。

三间

【定位】微握拳，在食指本节（第 2 指掌关节）后，桡侧凹陷处。

【功能主治】泄热止痛，利咽。适用于牙痛，急性结膜炎，扁桃体炎，手指肿痛，肩周炎等。

【刺灸】直刺 0.3~0.5 寸；可灸。

合谷

【定位】在手背，第 1、第 2 掌骨间，当第 2 掌骨桡侧中点处。

【功能主治】镇静止痛，通经活络，清热解表。适用于头痛，牙痛，落枕，腕关节痛，痛经等。

【刺灸】直刺 0.5~1.0 寸；可灸；孕妇慎用。

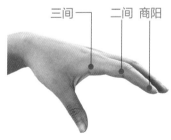

三间　二间　商阳

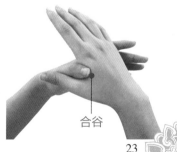

合谷

23

阳溪

【定位】在腕背横纹桡侧，拇指上跷时，当拇短伸肌腱、拇长伸肌腱之间凹陷处。

【功能主治】清热散风，通利关节。适用于鼻炎，面神经麻痹，精神分裂症，扁桃体炎等。

【刺灸】直刺0.5~0.8寸；可灸。

偏历

【定位】屈肘，在前臂背面桡侧，当阳溪与曲池连线上，腕背横纹上3寸。

【功能主治】清热利尿，通经活络。适用于鼻出血，牙痛，面神经麻痹，扁桃体炎，前臂神经痛等。

【刺灸】直刺或斜刺0.5~0.8寸；可灸。

温溜

【定位】屈肘，在前臂背面桡侧，当阳溪与曲池连线上，腕横纹上5寸。

【功能主治】清热理气。适用于扁桃体炎，面神经麻痹，下腹壁肌肉痉挛，前臂疼痛等。

【刺灸】直刺0.5~1.0寸；可灸。

下廉

【定位】在前臂背面桡侧，当阳溪与曲池的连线上，肘横纹下4寸。

【功能主治】调理肠胃，通经活络。适用于网球肘，肘关节炎，腹痛，肠鸣音亢进，急性脑血管病等。

【刺灸】直刺0.5~1.0寸；可灸。

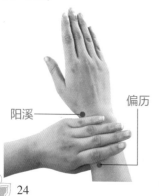

阳溪　　　偏历

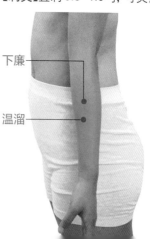

下廉　　　温溜

上廉

【定位】在前臂背面桡侧，当阳溪与曲池的连线上，肘横纹下 3 寸。

【功能主治】调理肠胃，通经活络。适用于肩周炎，网球肘，脑血管病后遗症，肠鸣腹痛等。

【刺灸】直刺 0.5~1.0 寸；可灸。

手三里

【定位】在前臂背面桡侧，当阳溪与曲池连线上，肘横纹下 2 寸。

【功能主治】通经活络，清热明目，调理肠胃。适用于腰痛，肩臂痛，上肢麻痹，半身不遂，消化不良等。

【刺灸】直刺 0.8~1.2 寸；可灸。

曲池

【定位】在肘横纹外侧端，屈肘，当尺泽与肱骨外上髁连线的中点。

【功能主治】清热和营，降逆活络。适用于肩周炎，肘关节炎，牙痛，乳腺炎，高血压病等。

【刺灸】直刺 0.5~1.0 寸；可灸。

肘髎

【定位】在臂外侧，屈肘，曲池上方 1 寸，当肱骨边缘处。

【功能主治】舒筋活络。适用于肩周炎，网球肘等肘关节病。

【刺灸】直刺 0.5~1.0 寸；可灸。

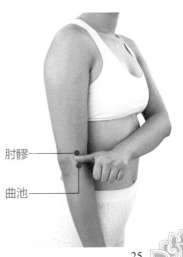

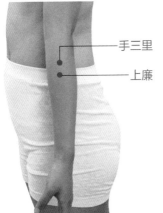

手三里

上廉

肘髎

曲池

手五里

【定位】在臂外侧，当曲池与肩髃连线上，曲池上 3 寸。

【功能主治】理气散结，通经活络。适用于肺炎，扁桃体炎，嗜睡，肋间神经痛，上肢疼痛等。

【刺灸】避开动脉，直刺 0.5~1.0 寸；可灸。

臂臑

【定位】在上臂外侧，三角肌止点处，当曲池与肩髃连线上，曲池上 7 寸。

【功能主治】清热明目，通经活络。适用于上肢瘫痪或疼痛，肩周炎，颅顶肌肉痉挛，颈淋巴结核，头痛等。

【刺灸】直刺或向上斜刺 0.8~1.5 寸；可灸。

肩髃

【定位】在肩部，三角肌上，臂外展或向前平伸时，当肩峰前下方凹陷处。

【功能主治】通经活络，疏散风热。适用于急性脑血管病后遗症，肩周炎，高血压病，乳腺炎，荨麻疹等。

【刺灸】直刺或向下斜刺 0.8~1.5 寸；可灸。

巨骨

【定位】在肩上部，当锁骨肩峰端与肩胛冈之间凹陷处。

【功能主治】通经活络。适用于肩关节周围炎，肩关节及肩部软组织损伤，胃出血，高热痉挛，下牙痛等。

【刺灸】直刺 0.5~0.8 寸；不可深刺，以免刺入胸腔造成气胸；或向外下方斜刺 0.5~1.0 寸；可灸。

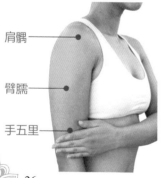

肩髃

臂臑

手五里

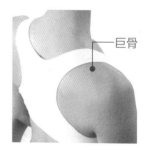

巨骨

天鼎

【定位】在颈外侧部，胸锁乳突肌后缘，当喉结旁，扶突与缺盆连线的中点。

【功能主治】清利咽喉，理气散结。适用于甲状腺肿大，喉炎，舌骨肌麻痹症，颈淋巴结核，扁桃体炎等。

【刺灸】直刺 0.5~0.8 寸；可灸。

扶突

【定位】在颈外侧部，结喉旁，当胸锁乳突肌的前、后缘之间。

【功能主治】清咽消肿，理气降逆。适用于甲状腺功能亢进，咽喉炎，呃逆，低血压等。

【刺灸】直刺 0.5~0.8 寸；可灸。

口禾髎

【定位】在上唇部，鼻孔外缘直下，平水沟。

【功能主治】祛风清热，开窍。适用于鼻炎，鼻出血，咀嚼肌痉挛，面神经麻痹，面肌痉挛等。

【刺灸】平刺或斜刺 0.3~0.5 寸；可灸。

迎香

【定位】在鼻翼外缘中点旁，当鼻唇沟中。

【功能主治】祛风通窍，理气止痛。适用于鼻窦炎，嗅觉减退，鼻出血，便秘，面神经麻痹等。

【刺灸】斜刺或平刺 0.3~0.5 寸；慎灸。

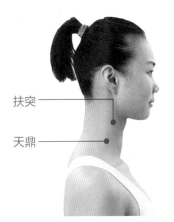

扶突

天鼎

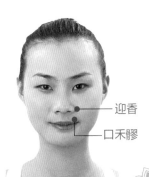

迎香

口禾髎

足阳明胃经

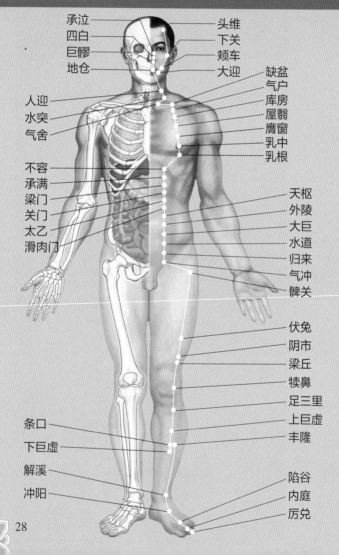

承泣　　　　　　　头维
四白　　　　　　　下关
巨髎　　　　　　　颊车
地仓　　　　　　　大迎
　　　　　　　　　缺盆
人迎　　　　　　　气户
水突　　　　　　　库房
气舍　　　　　　　屋翳
　　　　　　　　　膺窗
　　　　　　　　　乳中
　　　　　　　　　乳根
不容
承满
梁门　　　　　　　天枢
关门　　　　　　　外陵
太乙　　　　　　　大巨
滑肉门　　　　　　水道
　　　　　　　　　归来
　　　　　　　　　气冲
　　　　　　　　　髀关
　　　　　　　　　伏兔
　　　　　　　　　阴市
　　　　　　　　　梁丘
　　　　　　　　　犊鼻
　　　　　　　　　足三里
　　　　　　　　　上巨虚
条口　　　　　　　丰隆
下巨虚
解溪　　　　　　　陷谷
冲阳　　　　　　　内庭
　　　　　　　　　厉兑

腧穴速记歌

四十五穴足阳明，
承泣四白巨髎经，
地仓大迎登颊车，
下关头维对人迎，
水突气舍连缺盆，
气户库房屋翳寻，
膺窗乳中下乳根，
不容承满出梁门，
关门太乙滑肉起，
天枢外陵大巨里，
水道归来达气冲，
髀关伏兔走阴市，
梁丘犊鼻足三里，
上巨虚连条口底，
下巨虚下有丰隆，
解溪冲阳陷谷同，
内庭厉兑阳明穴，
大指次趾之端终。

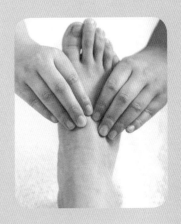

穴位主治

狂躁，自汗，鼻塞流涕或出血，唇生疮疹，颈部肿，喉咙痛，腹水，胸前、乳部、腹股沟部、大腿前、小腿外侧、膝关节、足背肿痛，足中趾活动不利。

异常表现

颤抖发冷，频打哈欠，颜面暗黑；听到声音心悸惊慌；胸膈部响，腹部胀满，小腿部的气血阻逆，如厥冷、麻木、酸痛等。

承泣

【定位】位于面部,瞳孔直下,在眼球与眼眶下缘之间。

【功能主治】散风清热,明目止泪。适用于近视,散光,夜盲症,视神经萎缩,面肌痉挛等。

【刺灸】医者押手固定眼球,刺手持针,沿眶下缘缓慢直刺 0.5~1.0 寸;不宜提插和大幅度捻转,以免刺破血管引起血肿;禁灸。

四白

【定位】位于面部,目正视瞳孔直下,在眼眶下孔凹陷处。

【功能主治】祛风明目,通经活络。适用于三叉神经痛,面神经麻痹,面肌痉挛,近视,头痛等。

【刺灸】直刺 0.3~0.5 寸;不宜灸。

巨髎

【定位】位于面部,瞳孔直下,平鼻翼下缘处,在鼻唇沟外侧。

【功能主治】清热息风,明目退翳。适用于面肌痉挛,三叉神经痛,近视,鼻炎,牙痛等。

【刺灸】直刺 0.3~0.5 寸;可灸。

地仓

【定位】位于面部,口角外侧,上直瞳孔。

【功能主治】祛风止痛,舒筋活络。适用于面神经麻痹,面肌痉挛,三叉神经痛,口角炎,小儿流涎等。

【刺灸】斜刺或平刺 0.5~0.8寸;可灸。

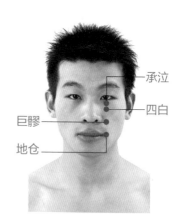

承泣

四白

巨髎

地仓

大迎

【定位】位于下颌角前方，咬肌附着部的前缘，在面动脉搏动处。

【功能主治】祛风通络，消肿止痛。适用于龋齿痛，眼睑痉挛，颈淋巴结核，面肌痉挛等。

【刺灸】避开动脉直刺0.3~0.5寸，或向地仓方向斜刺；可灸。

颊车

【定位】位于面颊部，下颌角前上方约1横指，当咀嚼时咬肌隆起时出现的凹陷处。

【功能主治】祛风清热，开关通络。适用于牙髓炎，咬肌痉挛，脑血管病后遗症，甲状腺肿大等。

【刺灸】直刺0.3~0.5寸，或向地仓方向斜刺1.0~1.5寸；可灸。

下关

【定位】位于面部耳前方，在颧弓与下颌切迹所形成的凹陷中。

【功能主治】消肿止痛，聪耳通络。适用于牙痛，面神经麻痹，三叉神经痛，眩晕，足跟痛等。

【刺灸】直刺或斜刺0.5~1.0寸；可灸。

头维

【定位】位于头侧部，在额角发际上0.5寸，头正中线旁4.5寸。

【功能主治】清头明目，镇静止痛。适用于偏头痛，脑出血，高血压病，结膜炎，视力减退等。

【刺灸】向后平刺0.5~1.0寸；不宜灸。

人迎

【定位】在颈部，喉结旁，当胸锁乳突肌的前缘，颈总动脉搏动处。

【功能主治】利咽散结，理气降逆。适用于头痛，咽喉炎，扁桃体炎，甲状腺肿大等。

【刺灸】避开动脉直刺0.3~0.8寸；禁灸。

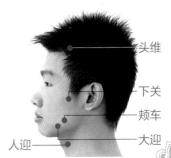

水突

【定位】在颈部，胸锁乳突肌的前缘，当人迎与气舍连线的中点。

【功能主治】清热利咽，降逆平喘。适用于支气管炎，哮喘，百日咳，喉头炎，咽炎等。

【刺灸】直刺 0.3~0.8 寸；可灸。

气舍

【定位】在颈部，当锁骨内侧端的上缘，胸锁乳突肌的胸骨头与锁骨头之间。

【功能主治】清咽利肺，理气散结。适用于咽炎，喉炎，支气管炎，哮喘，呃逆，消化不良等。

【刺灸】直刺 0.3~0.5 寸；可灸。

缺盆

【定位】在锁骨上窝中央，距前正中线 4 寸。

【功能主治】宽胸利膈，止咳平喘。适用于扁桃体炎，气管炎，支气管哮喘，呃逆，肩部软组织病变等。

【刺灸】直刺 0.3~0.5 寸；不可深刺，以防刺伤胸膜引起气胸；可灸。

气户

【定位】在胸部，当锁骨中点下缘，距前正中线 4 寸。

【功能主治】理气宽胸，止咳平喘。适用于慢性支气管炎，哮喘，胸膜炎，肋软骨炎，肋间神经痛等。

【刺灸】斜刺或平刺 0.5~0.8 寸；可灸。

库房

【定位】在胸部，当第 1 肋间隙，距前正中线 4 寸。

【功能主治】理气宽胸，清热化痰。适用于支气管炎，支气管扩张，肺炎，肺气肿，胸膜炎等。

【刺灸】斜刺 0.5~0.8 寸；可灸。

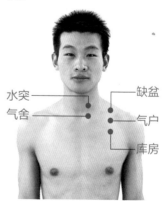

水突
气舍
缺盆
气户
库房

屋翳

【定位】在胸部，当第2肋间隙，距前正中线4寸。

【功能主治】止咳化痰，消痈止痛。适用于支气管炎，胸膜炎，乳腺炎等。

【刺灸】斜刺或平刺0.5~0.8寸；可灸。

膺窗

【定位】在胸部，当第3肋间隙，距前正中线4寸。

【功能主治】止咳宁嗽，消肿清热。适用于支气管炎，哮喘，肠炎，乳腺炎，肋间神经痛等。

【刺灸】斜刺或平刺0.5~0.8寸；可灸。

乳中

【定位】在胸部，当第4肋间隙，乳头中央，距前正中线4寸。

【功能主治】调气醒神。一般不作为按摩选穴。

【刺灸】不针不灸，只是作为胸腹部腧穴的定位标志。

乳根

【定位】在胸部，当乳头直下，第5肋间隙。

【功能主治】通乳化瘀，宣肺理气。适用于乳腺炎，哮喘，慢性支气管炎，胸膜炎，肋间神经痛等。

【刺灸】斜刺或平刺0.5~0.8寸；可灸。

不容

【定位】在上腹部，当脐中上6寸，距前正中线2寸。

【功能主治】调中和胃，理气止痛。适用于胃炎，神经性呕吐，消化不良，腹痛，咳嗽等。

【刺灸】直刺0.5~0.8寸；可灸。

承满

【定位】在上腹部，当脐中上5寸，距前正中线2寸。

【功能主治】理气和胃，降逆止呕。适用于胃溃疡，胃痉挛，胃炎，肝炎，肠炎等。

【刺灸】直刺0.8~1.0寸；可灸。

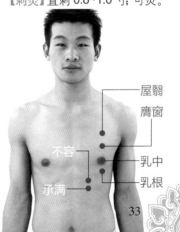

屋翳
膺窗
不容
乳中
乳根
承满

梁门

【定位】在上腹部，当脐中上4寸，距前正中线2寸。

【功能主治】和胃理气，健脾调中。适用于胃痉挛，胃炎，肠炎，痢疾，消化不良等。

【刺灸】直刺0.8~1.2寸；可灸。

关门

【定位】在上腹部，当脐中上3寸，距前正中线2寸。

【功能主治】调理肠胃，利水消肿。适用于胃炎，胃痉挛，肠炎，便秘，遗尿等。

【刺灸】直刺0.8~1.2寸；可灸。

太乙

【定位】在上腹部，当脐中上2寸，距前正中线2寸。

【功能主治】涤痰开窍，镇惊安神。适用于急性胃炎，消化不良，肠鸣，癫痫，遗尿等。

【刺灸】直刺0.8~1.2寸；可灸。

滑肉门

【定位】在上腹部，当脐中上1寸，距前正中线2寸。

【功能主治】镇惊安神，清心开窍。适用于癫痫，精神分裂症，月经不调，慢性胃肠炎等。

【刺灸】直刺0.8~1.2寸；可灸。

天枢

【定位】在腹中部，距脐中2寸。

【功能主治】调中和胃，理气健脾。适用于急性胃肠炎，小儿腹泻，痢疾，便秘，功能性子宫出血等。

【刺灸】直刺1.0~1.5寸；可灸。

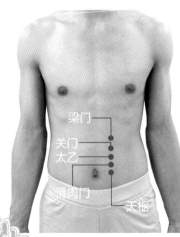

梁门
关门
太乙
滑肉门
天枢

外陵

【定位】在下腹部，当脐中下 1 寸，距前正中线 2 寸。

【功能主治】和胃化湿，理气止痛。适用于胃炎，肠炎，阑尾炎，痛经等。

【刺灸】直刺 1.0~1.5 寸；可灸。

大巨

【定位】在下腹部，当脐中下 2 寸，距前正中线 2 寸。

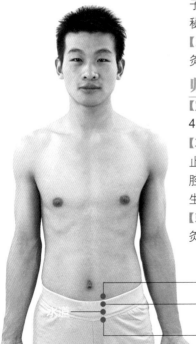

【功能主治】调肠胃，固肾气。适用于便秘，腹痛，尿潴留，遗精，阳痿等。

【刺灸】直刺 1.0~1.5 寸；可灸。

水道

【定位】在下腹部，当脐中下 3 寸，距前正中线 2 寸。

【功能主治】利水消肿，调经止痛。适用于肾炎，盆腔炎，子宫、卵巢病变，脱肛，便秘等。

【刺灸】直刺 1.0~1.5 寸；可灸。

归来

【定位】在下腹部，当脐中下 4 寸，距前正中线 2 寸。

【功能主治】活血化瘀，调经止痛。适用于月经不调，盆腔炎，闭经，阴茎痛，男女生殖器疾病等。

【刺灸】直刺 1.0~1.5 寸；可灸。

外陵

大巨

水道

归来

气冲

【定位】在腹股沟稍上方，当脐下 5 寸，距前正中线 2 寸。

【功能主治】调经血，舒宗筋，理气止痛。适用于泌尿系感染，前列腺炎，睾丸炎，月经不调，功能性子宫出血等。

【刺灸】直刺 0.5~1.0 寸；不宜灸。

髀关

【定位】在大腿前面，当髂前上棘与髌骨底外侧端的连线上，屈髋时平会阴，居缝匠肌外侧凹陷中。

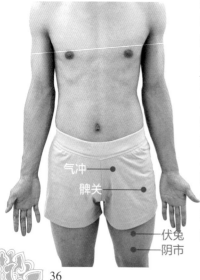

气冲
髀关
伏兔
阴市

【功能主治】强腰膝，通经络。适用于下肢瘫痪，股内外肌痉挛，下肢麻痹疼痛，膝关节痛，重症肌无力，腹股沟淋巴结炎等。

【刺灸】直刺 1.0~2.0 寸；可灸。

伏兔

【定位】在大腿前面，当髂前上棘与髌底外侧端的连线上，髌底上 6 寸。

【功能主治】散寒化湿，疏经通络。适用于风湿性关节炎，下肢痉挛，荨麻疹，脚气，腹股沟淋巴结炎等。

【刺灸】直刺 1.0~2.0 寸；可灸。

阴市

【定位】在大腿前面，当髂前上棘与髌底外侧端的连线上，髌底上 3 寸。

【功能主治】温经散寒，理气止痛。适用于风湿性关节炎，髌骨软化症，脑血管病后遗症，糖尿病等。

【刺灸】直刺 1.0~1.5 寸；可灸。

梁丘

【定位】在大腿前面，当髂前上棘与髌底外侧端的连线上，髌底上2寸。

【功能主治】理气和胃，通经活络。适用于胃痉挛，胃炎，乳腺炎，痛经，风湿性关节炎，膝关节病变等。

【刺灸】直刺1.0~1.2寸；可灸。

犊鼻

【定位】屈膝，在膝部，髌骨与髌韧带外侧凹陷中。

【功能主治】通经活络，消肿止痛。适用于膝关节炎，膝部疼痛或麻木，脚气，下肢瘫痪，足跟痛等。

【刺灸】稍向髌韧带内方斜刺1.0~1.5寸；可灸。

足三里

【定位】屈膝，当犊鼻下3寸，距胫骨前缘1横指（中指）。

【功能主治】健脾和胃，通经活络。适用于急慢性胃肠炎，胃、十二指肠溃疡，胃下垂，月经不调，失眠等。

【刺灸】直刺1.0~2.0寸；可灸。

上巨虚

【定位】在小腿前外侧，当犊鼻下6寸，距胫骨前缘1横指（中指）。

【功能主治】调和肠胃，通经活络。适用于泄泻，便秘，消化不良，脑血管病后遗症，下肢麻痹或痉挛，膝关节肿痛等。

【刺灸】直刺1.0~2.0寸；可灸。

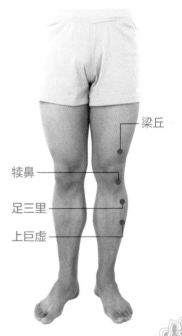

梁丘

犊鼻

足三里

上巨虚

条口

【定位】在小腿前外侧，当犊鼻下8寸，距胫骨前缘1横指（中指）。

【功能主治】舒筋活络，理气和中。适用于肩周炎，膝关节炎，胃痉挛，肠炎，扁桃体炎等。

【刺灸】直刺1.0~1.5寸；可灸。

下巨虚

【定位】在小腿前外侧，当犊鼻下9寸，距胫骨前缘1横指（中指）。

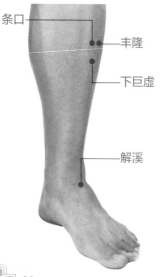

条口
丰隆
下巨虚
解溪

【功能主治】调肠胃，通经络，安神志。适用于急慢性肠炎，急慢性肝炎，胰腺炎，精神分裂症，下肢麻痹痉挛等。

【刺灸】直刺1.0~1.5寸；可灸。

丰隆

【定位】在小腿前外侧，当外踝尖上8寸，条口外侧，距胫骨前缘2横指（中指）。

【功能主治】健脾化痰，和胃降逆。适用于失眠，头痛；高血压病，急慢性支气管炎，哮喘，便秘等。

【刺灸】直刺1.0~1.5寸；可灸。

解溪

【定位】在足背与小腿交界处横纹中央凹陷中，当长伸肌腱与趾长伸肌腱之间。

【功能主治】舒筋活络，清胃化痰，镇惊安神。适用于头痛，运动系统疾病，踝关节组织扭伤，胃炎，高血压病等。

【刺灸】直刺0.5~1.0寸；可灸。

冲阳

【定位】在足背最高处，当跗长伸肌腱和趾长伸肌腱之间，足背动脉搏动处。

【功能主治】和胃化痰，通络宁神。适用于胃痉挛，胃炎，风湿性关节炎，牙痛等。

【刺灸】避开动脉，直刺0.3~0.5寸；可灸。

陷谷

【定位】在足背，当第2、第3跖骨结合部之前的凹陷处。

【功能主治】清热解表，和胃行水，理气止痛。适用于胃炎，肠炎，足扭伤，肾炎，胸膜炎等。

【刺灸】直刺0.3~0.5寸；可灸。

内庭

【定位】在足背，当第2、第3趾间，趾蹼缘后方赤白肉际处。

【功能主治】清胃泻火，理气止痛。适用于牙痛，牙龈炎，扁桃体炎，胃痉挛，急慢性肠炎等。

【刺灸】直刺或向上斜刺0.5~0.8寸；可灸。

厉兑

【定位】在足第2趾末节外侧，距指甲角0.1寸（指寸）。

【功能主治】清热和胃，苏厥醒神，通经活络。适用于休克，癫病，嗜睡，牙痛，胃炎等。

【刺灸】浅刺0.1寸；可灸。

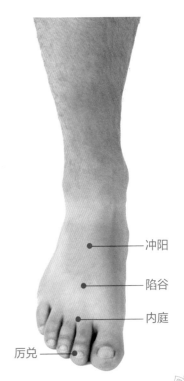

冲阳

陷谷

内庭

厉兑

足太阴脾经

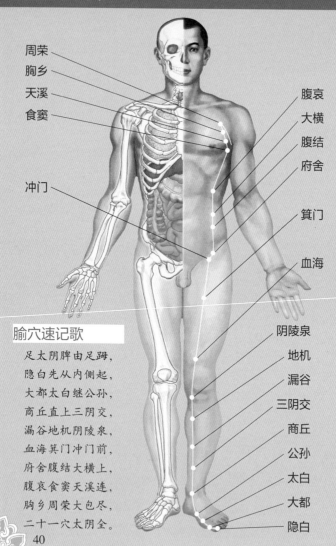

周荣
胸乡
天溪
食窦

冲门

腹哀
大横
腹结
府舍

箕门

血海

阴陵泉
地机
漏谷
三阴交
商丘
公孙
太白
大都
隐白

腧穴速记歌

足太阴脾由足蹈，
隐白先从内侧起，
大都太白继公孙，
商丘直上三阴交，
漏谷地机阴陵泉，
血海箕门冲门前，
府舍腹结大横上，
腹哀食窦天溪连，
胸乡周荣大包尽，
二十一穴太阴全。

穴位主治

舌根痛，心胸烦闷，心窝下急痛，痞块，泄泻，小便不通，黄疸，失眠，大腿和小腿内侧肿、厥冷，足大趾活动不利。

异常表现

舌根部发硬，饭后想吐，胃脘痛，腹胀，好嗳气，大便或放屁后就感到轻松，全身感到沉重无力。

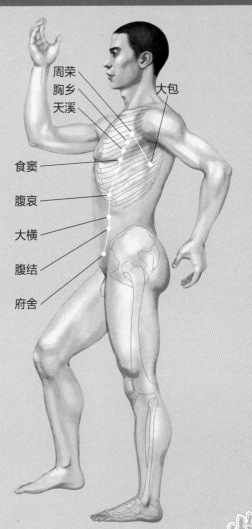

周荣
胸乡
天溪
大包
食窦
腹哀
大横
腹结
府舍

41

隐白

【定位】在足大趾末节内侧，距趾甲角 0.1 寸（指寸）。

【功能主治】调经统血，健脾回阳。适用于功能性子宫出血，子宫痉挛，鼻出血，小儿惊风，昏厥，急性胃肠炎等。

【刺灸】浅刺 0.1 寸或点刺出血；可灸。

大都

【定位】在足内侧缘，当足大趾本节（第 1 跖趾关节）前下方赤白肉际凹陷处。

【功能主治】泄热止痛，健脾和中。适用于胃炎，胃痉挛，腹胀腹痛，急慢性肠炎，足趾痛等。

【刺灸】直刺 0.3~0.5 寸；可灸。

太白

【定位】在足内侧缘，当足大趾本节（第 1 跖趾关节）后下方赤白肉际凹陷处。

【功能主治】健脾和胃，清热化湿。适用于胃痉挛，腹胀，便秘，肠炎，痔，腰痛等。

【刺灸】直刺 0.5~0.8 寸；可灸。

公孙

【定位】在足内侧缘，当第 1 跖骨基底部的前下方。

【功能主治】健脾胃。适用于急慢性胃肠炎，消化不良，肝炎，肠痉挛，月经不调，足跟痛等。

【刺灸】直刺 0.6~1.2 寸；可灸。

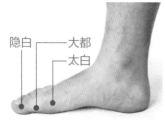

隐白　大都　太白

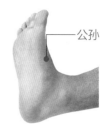

公孙

商丘

【定位】在足内踝前下方凹陷中，当舟骨结节与内踝尖连线的中点处。

【功能主治】健脾化湿，通调肠胃。适用于胃炎，消化不良，便秘，痔，小儿惊厥等。

【刺灸】直刺 0.5~0.8 寸；可灸。

三阴交

【定位】在小腿内侧，当内踝尖上 3 寸，胫骨内侧缘后方。

【功能主治】健脾胃，益肝肾，调经带。适用于急慢性肠炎，肾炎，月经失调，更年期综合征，神经衰弱等。

【刺灸】直刺 1.0~1.5 寸，孕妇禁针；可灸。

漏谷

【定位】在小腿内侧，当内踝尖与阴陵泉连线上，距内踝尖 6 寸，胫骨内侧缘后方。

【功能主治】健脾和胃，利尿除湿。适用于急慢性肠胃炎，消化不良，肩胛部疼痛，下肢麻痹，泌尿系感染等。

【刺灸】直刺 1.0~1.5 寸；可灸。

地机

【定位】在小腿内侧，当内踝尖与阴陵泉的连线上，阴陵泉下 3 寸。

【功能主治】健脾利湿，调经止带。适用于月经不调，阴道炎，腰痛，遗精，胃痉挛，乳腺炎等。

【刺灸】直刺 1.0~2.0 寸；可灸。

阴陵泉

【定位】在小腿内侧，当胫骨内侧髁后下方凹陷处。

【功能主治】健脾理气，益肾调经，通经活络。适用于遗精，消化不良，月经不调，失眠，膝关节炎等。

【刺灸】直刺 1.0~2.0 寸；可灸。

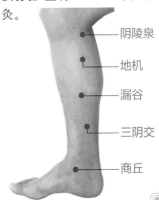

阴陵泉

地机

漏谷

三阴交

商丘

血海

【定位】屈膝，在大腿内侧，髌底内侧端上 2 寸，当股四头肌内侧头的隆起处。

【功能主治】调经统血，健脾化湿。适用于月经不调，功能性子宫出血，子宫内膜炎，下肢溃疡，膝关节炎等。

【刺灸】直刺 1.0~1.5 寸；可灸。

箕门

【定位】在大腿内侧，当血海与冲门连线上，血海上 6 寸。

【功能主治】健脾利湿，通利下焦。适用于尿潴留，遗精，阳痿，睾丸炎，腹股沟淋巴结炎等。

【刺灸】避开动脉，直刺 0.5~1.0 寸；可灸。

冲门

【定位】在腹股沟外侧，距耻骨联合上缘中点 3.5 寸，当髂外动脉搏动处的外侧。

【功能主治】健脾化湿，理气解痉。适用于尿潴留，子宫内膜炎，乳腺炎，胃肠痉挛等。

【刺灸】直刺 0.5~1.0 寸；可灸。

府舍

【定位】在下腹部，当脐中下 4 寸，冲门上方 0.7 寸，距前正中线 4 寸。

【功能主治】健脾理气，散结止痛。适用于肠炎，阑尾炎，便秘，腹股沟淋巴结炎，附件炎等。

【刺灸】直刺 1.0~1.5 寸；可灸。

腹结

【定位】在下腹部，大横下 1.3 寸，距前正中线 4 寸。

【功能主治】健脾温中，宣通降逆。适用于肠炎，痢疾，支气管炎，脚气等。

【刺灸】直刺 1.0~2.0 寸；可灸。

大横

【定位】在腹中部，距脐中 4 寸。

【功能主治】温中散寒，调理肠胃。适用于肠炎，习惯性便秘，久痢，肠麻痹，四肢痉挛等。

【刺灸】直刺 1.0~2.0 寸；可灸。

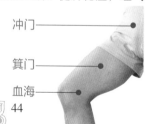

冲门——
箕门——
血海——

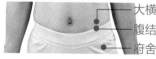

——大横
——腹结
——府舍

腹哀

【定位】在上腹部，当脐中上3寸，距前正中线4寸。

【功能主治】健脾和胃，理气调肠。适用于消化不良等。

【刺灸】直刺1.0~1.5寸；可灸。

食窦

【定位】在胸外侧部，当第5肋间隙，距前正中线6寸。

【功能主治】宣肺平喘，健脾和中，利水消肿。适用于气管炎，肺炎，胸膜炎等。

【刺灸】斜刺或向外平刺0.5~0.8寸；可灸。

天溪

【定位】在胸外侧部，当第4肋间隙，距前正中线6寸。

【功能主治】宽胸理气，止咳通乳。适用于肺炎，哮喘，乳汁分泌不足，肋间神经痛等。

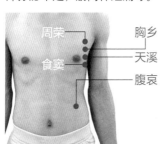

周荣　　　　胸乡
食窦　　　　天溪
　　　　　　腹哀

【刺灸】斜刺或平刺0.5~0.8寸；可灸。

胸乡

【定位】在胸外侧部，当第3肋间隙，距前正中线6寸。

【功能主治】宣肺止咳，理气止痛。适用于肺炎，胸膜炎等。

【刺灸】斜刺或平刺0.5~0.8寸；可灸。

周荣

【定位】在胸外侧部，当第2肋间隙，距前正中线6寸。

【功能主治】宣肺平喘，理气化痰。适用于支气管炎，肺炎等。

【刺灸】斜刺或平刺0.5~0.8寸；可灸。

大包

【定位】在侧胸部，腋中线上，当第6肋间隙处。

【功能主治】行气止痛，止咳平喘。适用于哮喘，全身疼痛无力等。

【刺灸】斜刺或平刺0.5~0.8寸；可灸。

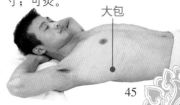

大包

手少阴心经

腧穴速记歌

手少阴心起极泉，
青灵少海灵道全，
通里阴郄神门下，
少府少冲小指边。

穴位主治

眼睛昏黄，胸胁疼痛，上臂、前臂内侧后边痛或厥冷，手掌心热。

异常表现

咽喉干燥，心口痛，口渴欲饮；前臂部气血阻逆，如厥冷、麻木、酸痛等。

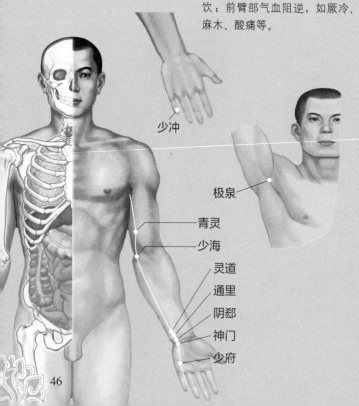

少冲

极泉

青灵

少海

灵道

通里

阴郄

神门

少府

46

极泉

【定位】上臂外展，在腋窝顶点，腋动脉搏动处。

【功能主治】宽胸宁神。适用于冠心病，心绞痛，心包炎，脑血管病后遗症，肩周炎，乳汁分泌不足等。

【刺灸】上臂外展，避开腋动脉，直刺0.5~1.0寸，或结合臂丛的分布部位针刺；可灸。

青灵

【定位】在臂内侧，当极泉与少海的连线上，肘横纹上3寸，肱二头肌的内侧沟中。

【功能主治】理气止痛，宽胸宁心。适用于心绞痛，神经性头痛，肋间神经痛，肩胛及前臂肌肉痉挛等。

【刺灸】直刺0.5~1.0寸；可灸。

少海

【定位】屈肘，在肘横纹内侧端与肱骨内上髁连线的中点处。

【功能主治】理气通络，益心安神。适用于神经衰弱，头痛，眩晕，肋间神经痛，落枕等。

【刺灸】直刺0.5~1.0寸；可灸。

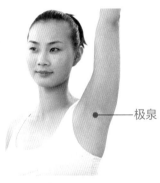

极泉

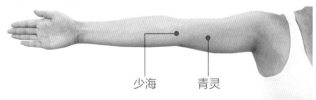

少海　　青灵

灵道

【定位】在前臂掌侧，当尺侧腕屈肌的桡侧缘，腕横纹上1.5寸。

【功能主治】宁心，安神，通络。适用于心内膜炎，心绞痛，癔病，失眠，肘关节神经麻痹或疼痛等。

【刺灸】直刺0.3~0.5寸；可灸。

通里

【定位】在前臂掌侧，当尺侧腕屈肌的桡侧缘，腕横纹上1寸。

【功能主治】清热安神，通经活络。适用于头痛，眩晕，神经衰弱，心绞痛，哮喘等。

【刺灸】直刺0.3~0.5寸；可灸。

阴郄

【定位】在前臂掌侧，当尺侧腕屈肌腱的桡侧缘，腕横纹上0.5寸。

【功能主治】清心安神。适用于神经衰弱，癫痫，鼻出血，胃出血，心绞痛，子宫内膜炎等。

【刺灸】直刺0.3~0.5寸；可灸。

神门

【定位】在腕部，腕掌侧横纹尺侧端，尺侧腕屈肌腱的桡侧凹陷处。

【功能主治】宁心安神，通经活络。适用于心悸，失眠，心绞痛，神经衰弱，老年痴呆症，产后失血等。

【刺灸】直刺0.3~0.5寸；可灸。

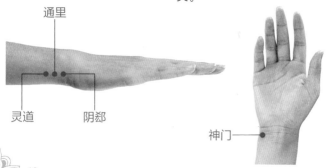

通里

灵道　　阴郄

神门

少府

【定位】在手掌，第4、第5掌骨间，握拳时，当小指尖所指处。

【功能主治】清心泄热，理气活络。适用于风湿性心脏病，冠心病，心绞痛，肋间神经痛，臂神经痛，月经过多等。

【刺灸】直刺 0.3~0.5 寸；可灸。

少冲

【定位】在小指末节桡侧，距指甲角 0.1 寸（指寸）。

【功能主治】清热息风，醒神开窍。适用于休克，小儿惊厥，肋间神经痛，脑出血，心绞痛，高热等。

【刺灸】浅刺 0.1 寸或点刺出血；可灸。

少府

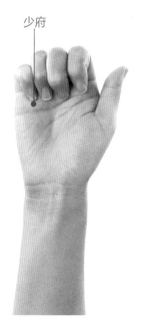

少冲

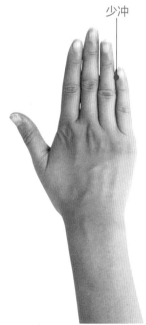

手太阳小肠经

腧穴速记歌

手太阳经小肠穴，少泽先于小指设，
前谷后溪腕骨间，阳谷须同养老列，
支正小海上肩贞，臑俞天宗秉风合，
曲垣肩外复肩中，天窗循次上天容，
此经穴数一十九，还有颧髎入听宫。

穴位主治

耳聋，眼睛昏黄，手指麻木，
手腕痛，肩肘臂痛，颈项强痛。

异常表现

咽喉痛，颔下肿不能回顾，
肩部、上臂疼痛难忍。

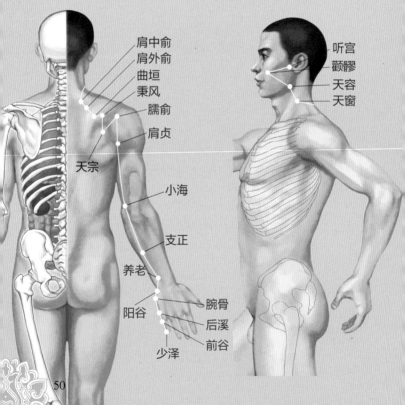

肩中俞
肩外俞
曲垣
秉风
臑俞
肩贞
天宗
小海
支正
养老
阳谷

听宫
颧髎
天容
天窗

腕骨
后溪
前谷
少泽

50

少泽

【定位】在小指末节尺侧，距指甲角 0.1 寸（指寸）。

【功能主治】清热利咽，通乳开窍。适用于头痛，精神分裂症，昏迷，咽炎，乳腺炎，乳汁分泌不足等。

【刺灸】浅刺 0.1 寸或点刺出血，孕妇慎用；可灸。

前谷

【定位】在手掌尺侧，微握拳，当小指本节（第 5 掌指关节）前的掌指横纹头赤白肉际处。

【功能主治】清利头目，安神定志，通经活络。适用于癫痫，前臂神经痛，手指麻木，扁桃体炎，产后无乳，乳腺炎等。

【刺灸】直刺 0.3~0.5 寸；可灸。

后溪

【定位】在手掌尺侧，微握拳，当小指本节（第 5 掌指关节）后的远侧掌横纹头赤白肉际处。

【功能主治】清心安神，通经活络。适用于头痛，鼻出血，腰痛，落枕，肩臂痛等。

【刺灸】直刺 0.5~1.0 寸；可灸。

腕骨

【定位】在手掌尺侧，当第 5 掌骨基底与钩骨之间凹陷处，赤白肉际处。

【功能主治】祛湿退黄，增液止渴。适用于呕吐，胆囊炎，胸膜炎，糖尿病，腕、肘及指关节炎等。

【刺灸】直刺 0.3~0.5 寸；可灸。

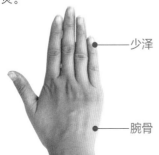

少泽

腕骨

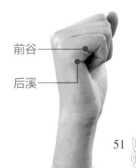

前谷

后溪

阳谷

【定位】在手腕尺侧，当尺骨茎突与三角骨之间的凹陷处。

【功能主治】明目安神，通经活络。适用于精神分裂症，癫痫，肋间神经痛，神经性耳聋，牙龈炎等。

【刺灸】直刺0.3~0.5寸；可灸。

养老

【定位】在前臂背面尺侧，当尺骨小头近端桡侧凹陷中。

【功能主治】清头明目，舒筋活络。适用于脑血管病后遗症，肩臂痛，急性腰扭伤，落枕等。

【刺灸】以掌心向胸姿势，斜刺0.5~0.8寸；可灸。

支正

【定位】在前臂背面尺侧，当阳谷与小海的连线上，腕背横纹上5寸。

【功能主治】安神定志，清热解表，通经活络。适用于神经衰弱，精神分裂症，眩晕，神经性头痛，十二指肠溃疡等。

【刺灸】直刺0.5~0.8寸；可灸。

小海

【定位】在肘内侧，当尺骨鹰嘴与肱骨内上髁之间凹陷处。

【功能主治】安神定志，清热通络。适用于头痛，癫痫，精神分裂症，牙龈炎，颈淋巴结核等。

【刺灸】直刺0.3~0.5寸；可灸。

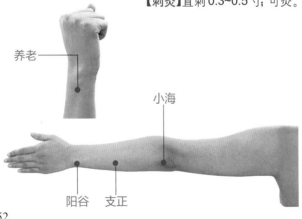

养老

小海

阳谷　支正

肩贞

【定位】在肩关节后下方，臂内收时，腋后纹头上1寸（指寸）。

【功能主治】清头聪耳，通经活络。适用于耳鸣，耳聋，肩关节周围炎，脑血管病后遗症，颈淋巴结核，头痛等。

【刺灸】向外斜刺1.0~1.5寸，或向前腋缝方向透刺，不宜向胸侧深刺；可灸。

臑俞

【定位】在肩部，当腋后纹头直上，肩胛冈下缘凹陷中。

【功能主治】舒筋活络，化痰消肿。适用于肩周炎，脑血管病后遗症，颈淋巴结核等。

【刺灸】直刺或斜刺0.5~1.5寸，不宜向胸侧深刺；可灸。

天宗

【定位】在肩胛部，当冈下窝中央凹陷处，与第4胸椎相平。

【功能主治】舒筋活络，理气消肿。适用于肩周炎，肩背软组织损伤，乳腺炎等。

【刺灸】直刺或向四周斜刺0.5~1.0寸；可灸。

秉风

【定位】在肩胛部，冈上窝中央，天宗直上，举臂有凹陷处。

【功能主治】散风活络，止咳化痰。适用于肩周炎，肩胛神经痛，支气管炎等。

【刺灸】直刺0.5~1.0寸；宜向锁骨上窝上方刺，不宜向胸部深刺；可灸。

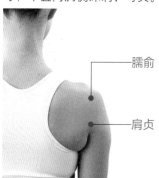

臑俞

肩贞

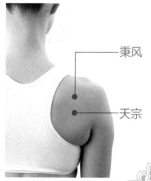

秉风

天宗

曲垣

【定位】在肩胛部，冈上窝内侧端，在臑俞与第2胸椎棘突连线的中点处。

【功能主治】舒筋活络，疏风止痛。适用于冈上肌腱炎，肩关节周围软组织疾病，呼吸困难等。

【刺灸】直刺或斜刺0.5~1.0寸，宜向锁骨上窝上方刺，不宜向胸部深刺；可灸。

肩外俞

【定位】在背部，当第1胸椎棘突下，后正中线旁开3寸。

【功能主治】舒筋活络，祛风止痛。适用于颈椎病，肩胛区神经痛、痉挛、麻痹，胸膜炎，神经衰弱等。

【刺灸】向外斜刺0.5~0.8寸；可灸。

肩中俞

【定位】在背部，当第7颈椎棘突下，后正中线旁开2寸。

【功能主治】解表宣肺。适用于支气管炎，哮喘，支气管扩张，视力减退，肩背疼痛等。

【刺灸】向外斜刺0.5~0.8寸；可灸。

天窗

【定位】在颈外侧部，胸锁乳突肌的后缘，扶突后，与喉结相平。

【功能主治】息风宁神，利咽聪耳。适用于耳聋，耳鸣，失语，肋间神经痛，面神经麻痹，甲状腺肿大等。

【刺灸】直刺0.5~1.0寸；可灸。

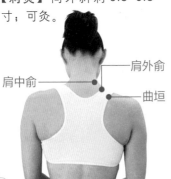

肩外俞　肩中俞　曲垣

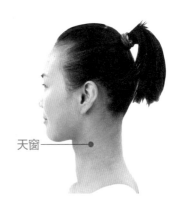

天窗

天容

【定位】在颈外侧部，当下颌角的后方，胸锁乳突肌的前缘凹陷中。

【功能主治】清热利咽，消肿降逆。适用于咽喉炎，扁桃体炎，哮喘，胸膜炎，牙龈炎，颈项部扭伤等。

【刺灸】直刺 0.5~1.0 寸，不宜深刺，注意避开血管；可灸，但不宜瘢痕灸。

颧髎

【定位】在面部，当目外眦直下，颧骨下缘凹陷处。

【功能主治】祛风镇痉，清热消肿。适用于面肌痉挛，三叉神经痛，鼻炎，鼻窦炎，牙痛等。

【刺灸】直刺 0.3~0.5 寸或斜刺 0.5~1.0 寸；可灸。

听宫

【定位】在面部，耳屏前，下颌骨髁状突的后方，张口时呈现凹陷处。

【功能主治】聪耳开窍。适用于耳鸣，耳聋，中耳炎，外耳道炎，失音症等。

【刺灸】微张口，直刺 1.0~1.5 寸；可灸。

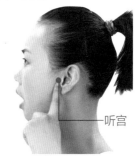

听宫

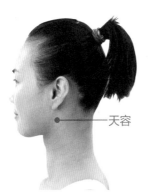

天容

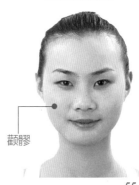

颧髎

足太阳膀胱经

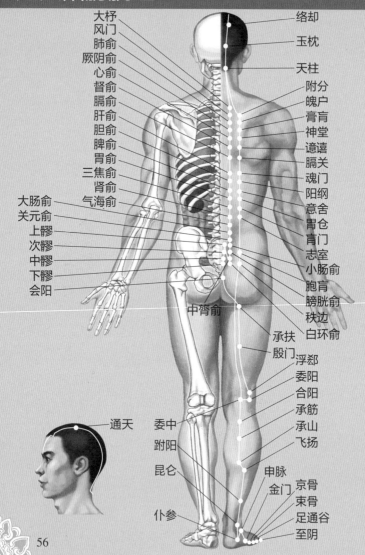

大杼
风门
肺俞
厥阴俞
心俞
督俞
膈俞
肝俞
胆俞
脾俞
胃俞
三焦俞
肾俞
气海俞

大肠俞
关元俞
上髎
次髎
中髎
下髎
会阳

络却
玉枕
天柱
附分
魄户
膏肓
神堂
谚语
膈关
魂门
阳纲
意舍
胃仓
肓门
志室
小肠俞
胞肓
膀胱俞
秩边
白环俞

中膂俞

承扶
殷门
浮郄
委阳
合阳
承筋
承山
飞扬

通天

委中
跗阳
昆仑

申脉
金门
京骨
束骨
足通谷
至阴

仆参

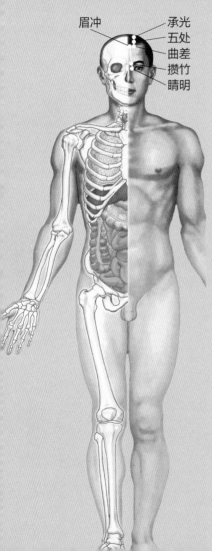

眉冲
承光
五处
曲差
攒竹
睛明

腧穴速记歌

足太阳经六十七，睛明攒竹曲差参，
五处承光接通天，络却玉枕天柱边。
大抒风门引肺俞，厥阴心督膈肝胆，
脾胃三焦肾气海，大小肠关元膀胱，
中膂白环皆二行，去脊中间一寸半，
上次中髎后下髎，会阳须下尻旁取。
还有附分在三行，二椎三寸半相当，
魄户膏肓与神堂，膈关魂门谚语旁，
阳纲意舍及胃仓，肓门志室连胞肓，
秩边承扶殷门穴，浮郄相邻是委阳，
委中再下合阳去，承筋承山相次长。
飞扬附阳达昆仑，仆参申脉过金门，
京骨束骨近通谷，小趾外侧寻至阴。

穴位主治

痔，躁狂，癫痫，视物模糊，流泪，
鼻塞、多涕或出血，后项、背腰部、
骶尾部、膝关节、腓肠肌、足部疼痛，
小趾活动不利。

异常表现

头重痛，眼睛要脱出，后项像
被牵引，脊背痛，腰好像折断，股
关节不能弯曲，腘窝好像凝结，腓
肠肌像要裂开，踝部气血阻逆，如
厥冷、麻木、酸痛等症。

睛明

【定位】在面部，目内眦稍上方凹陷处。

【功能主治】泄热明目，祛风通络。适用于近视，视神经炎，青光眼，夜盲，腰痛等。

【刺灸】嘱患者闭目，医者押手轻轻固定眼球，刺手持针，针沿眼眶边缘缓慢刺入0.5~1.0寸；禁灸。

攒竹

【定位】在面部，当眉头凹陷中，眶上切迹处。

【功能主治】清热明目，祛风通络。适用于近视，视力减退，头痛，眶上神经痛，面神经麻痹，腰背肌扭伤等。

【刺灸】平刺0.5~0.8寸；禁灸。

眉冲

【定位】在头部，当攒竹直上入发际0.5寸。

【功能主治】散风清热，镇痉宁神。适用于头痛，眩晕，癫痫，鼻塞等。

【刺灸】向后平刺0.3~0.5寸；可灸。

曲差

【定位】在头部，当前发际正中直上0.5寸，旁开1.5寸。

【功能主治】清热明目，安神利窍。适用于头痛，眩晕，三叉神经痛，鼻炎，鼻窦炎，眼睑痉挛等。

【刺灸】平刺0.5~0.8寸；可灸。

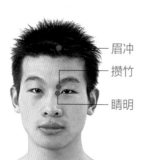

眉冲
攒竹
睛明

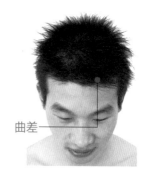

曲差

五处

【定位】在头部，当前发际正中直上 1 寸，旁开 1.5 寸。

【功能主治】清热散风，明目镇痉。适用于头痛，面神经麻痹，三叉神经痛，视力减退，鼻出血等。

【刺灸】平刺 0.5~0.8 寸；可灸。

承光

【定位】在头部，当前发际正中直上 2.5 寸，旁开 1.5 寸。

【功能主治】清热明目，祛风通窍。适用于面神经麻痹，头痛，眩晕，鼻息肉，鼻炎，内耳眩晕症（又称梅尼埃病）等。

【刺灸】平刺 0.3~0.5 寸；可灸。

通天

【定位】在头部，当前发际正中直上 4 寸，旁开 1.5 寸。

【功能主治】清热祛风，通利鼻窍。适用于三叉神经痛，面神经麻痹，嗅觉障碍，鼻炎，支气管炎，支气管哮喘等。

【刺灸】平刺 0.3~0.5 寸；可灸。

络却

【定位】在头部，当前发际正中直上 5.5 寸，旁开 1.5 寸。

【功能主治】清热安神，平肝息风。适用于头痛，眩晕，面神经麻痹，精神分裂症，抑郁症，鼻炎等。

【刺灸】平刺 0.3~0.5 寸；可灸。

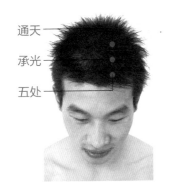

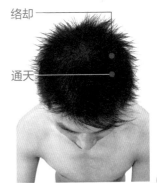

玉枕

【定位】在头后部，当后发际正中直上2.5寸，旁开1.3寸，平枕外粗隆凸起上缘凹陷处。

【功能主治】清头明目，强筋骨。适用于后头痛，癫病，神经衰弱，失眠，颈椎病，腰扭伤等。

【刺灸】平刺0.3~0.5寸；可灸。

天柱

【定位】在项部，大筋（斜方肌）外缘之后发际凹陷中，约当后发际正中旁1.3寸。

【功能主治】清头明目，强筋骨。适用于后头痛，神经衰弱，失眠，鼻出血，颈椎病，腰扭伤等。

【刺灸】直刺或斜刺0.5~0.8寸，不可向内上方深刺；可灸。

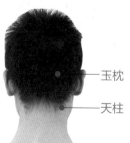

大杼

【定位】在背部，当第1胸椎棘突下，旁开1.5寸。

【功能主治】强筋骨，清邪热。适用于支气管炎，支气管哮喘，肺炎，颈椎病，腰背肌痉挛，膝关节骨质增生等。

【刺灸】向内斜刺0.5~0.8寸；可灸。

风门

【定位】在背部，当第2胸椎棘突下，旁开1.5寸。

【功能主治】宣肺解表，益气固表。适用于支气管炎，肺炎，哮喘，百日咳，感冒，肩背软组织疾患等。

【刺灸】斜刺0.5~0.8寸；可灸。

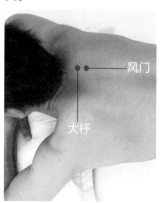

肺俞

【定位】在背部，当第3胸椎棘突下，后正中线旁开1.5寸。

【功能主治】解表宣肺，清热理气。适用于支气管炎，支气管哮喘，肺炎，百日咳，肺气肿，感冒等。

【刺灸】斜刺0.5~0.8寸；可灸。

厥阴俞

【定位】在背部，当第4胸椎棘突下，后正中线旁开1.5寸。

【功能主治】宽胸理气，活血止痛。适用于心绞痛，心肌炎，风湿性心脏病，心外膜炎，神经衰弱，肋间神经痛等。

【刺灸】斜刺0.5~0.8寸；可灸。

心俞

【定位】在背部，当第5胸椎棘突下，后正中线旁开1.5寸。

【功能主治】宽胸理气，通络安神。适用于冠心病，心绞痛，风湿性心脏病，失眠，神经衰弱，肋间神经痛等。

【刺灸】斜刺0.5~0.8寸；可灸。

督俞

【定位】在背部，当第6胸椎棘突下，后正中线旁开1.5寸。

【功能主治】理气止痛，强心通脉。适用于冠心病，心绞痛，心动过速，胃炎，呃逆，乳腺炎等。

【刺灸】斜刺0.5~0.8寸；可灸。

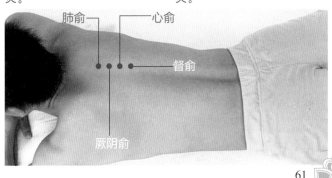

肺俞　心俞　督俞　厥阴俞

膈俞

【定位】在背部，当第7胸椎棘突下，后正中线旁开1.5寸。

【功能主治】理气宽胸，活血通脉。适用于神经性呕吐，胃炎，胃溃疡，心动过速，哮喘，支气管炎等。

【刺灸】斜刺0.5~0.8寸；可灸。

肝俞

【定位】在背部，当第9胸椎棘突下，后正中线旁开1.5寸。

【功能主治】疏肝利胆，理气明目。适用于急慢性肝炎，胆囊炎，黄疸，偏头痛，神经衰弱等。

【刺灸】斜刺0.5~0.8寸；可灸。

胆俞

【定位】在背部，当第10胸椎棘突下，后正中线旁开1.5寸。

【功能主治】疏肝利胆，清热化湿。适用于胆囊炎，肝炎，胃炎，溃疡病，呕吐，失眠等。

【刺灸】斜刺0.5~0.8寸；可灸。

脾俞

【定位】在背部，当第11胸椎棘突下，后正中线旁开1.5寸。

【功能主治】健脾和胃，利湿升清。适用于胃痉挛，消化不良，肝炎，月经不调，糖尿病等。

【刺灸】斜刺0.5~0.8寸；可灸。

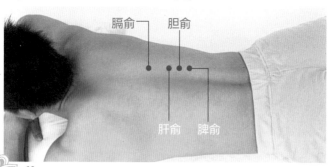

膈俞　胆俞

肝俞　脾俞

胃俞

【定位】在背部，当第12胸椎棘突下，后正中线旁开1.5寸。

【功能主治】和胃健脾，理中降逆。适用于胃炎，胃痉挛，肝炎，痢疾，糖尿病等。

【刺灸】斜刺0.5~0.8寸；可灸。

三焦俞

【定位】在腰部，当第1腰椎棘突下，后正中线旁开1.5寸。

【功能主治】调理三焦，利水强腰。适用于胃痉挛，消化不良，肠炎，肾炎，尿潴留，腰肌劳损等。

【刺灸】直刺0.5~1.0寸；可灸。

肾俞

【定位】在腰部，当第2腰椎棘突下，后正中线旁开1.5寸。

【功能主治】益肾助阳，强腰利水。适用于肾炎，遗尿，月经不调，腰痛，耳聋等。

【刺灸】直刺0.5~1.0寸；可灸。

气海俞

【定位】在腰部，当第3腰椎棘突下，后正中线旁开1.5寸。

【功能主治】理气降逆，调和肠胃。适用于腰痛，骶髂关节炎，坐骨神经痛等。

【刺灸】直刺0.5~1.0寸；可灸。

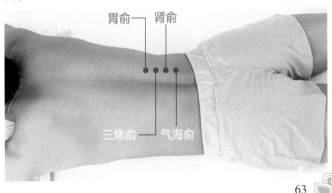

胃俞 — 肾俞

三焦俞 — 气海俞

大肠俞

【定位】在腰部，当第4腰椎棘突下，后正中线旁开1.5寸。

【功能主治】理气降逆，调和肠胃。适用于腰痛，肠炎，痢疾，便秘，小儿消化不良，坐骨神经痛等。

【刺灸】直刺0.8~1.2寸；可灸。

关元俞

【定位】在腰部，当第5腰椎棘突下，后正中线旁开1.5寸。

【功能主治】培补元气，调理下焦。适用于慢性肠炎，痢疾，阳痿，尿潴留，痛经，腰部软组织损伤等。

【刺灸】直刺0.8~1.2寸；可灸。

小肠俞

【定位】在骶部，当骶正中嵴旁开1.5寸，平第1骶后孔。

【功能主治】通调二便，清热利湿。适用于肠炎，便秘，遗尿，盆腔炎，子宫内膜炎，痔等。

【刺灸】直刺0.8~1.0寸；可灸。

膀胱俞

【定位】在骶部，当骶正中嵴旁1.5寸，平第2骶后孔。

【功能主治】清热利湿，通经活络。适用于肠炎，便秘，膀胱炎，遗尿，糖尿病，子宫内膜炎等。

【刺灸】直刺0.8~1.2寸；可灸。

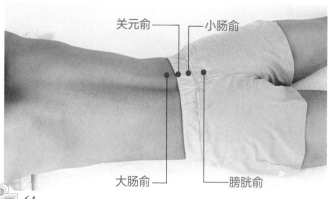

关元俞 —— 小肠俞

大肠俞 —— 膀胱俞

中膂俞

【定位】在骶部，当骶正中嵴旁 1.5 寸，平第 3 骶后孔中。

【功能主治】益肾温阳，调理下焦。适用于腰骶痛，坐骨神经痛，腹膜炎，肠炎，肠疝气等。

【刺灸】直刺 1.0~1.5 寸；可灸。

白环俞

【定位】在骶部，当骶正中嵴旁 1.5 寸，平第 4 骶后孔中。

【功能主治】益肾固精，调经理带。适用于坐骨神经痛，子宫内膜炎，肛门诸肌痉挛，小儿麻痹后遗症，尿潴留等。

【刺灸】直刺 1.0~1.5 寸；可灸。

上髎

【定位】在骶部，当骶后上棘与后正中线之间，适对第 1 骶后孔处。

【功能主治】调理下焦，通经活络。适用于月经不调，盆腔炎，腰痛，膝关节炎，坐骨神经痛，下肢瘫痪等。

【刺灸】直刺 0.8~1.0 寸；可灸。

次髎

【定位】在骶部，当髂后上棘内下方，适对第 2 骶后孔处。

【功能主治】补益下焦，强腰利湿。适用于月经不调，子宫脱垂，盆腔炎，腰痛，腰骶关节炎，下肢瘫痪等。

【刺灸】直刺 1.0~1.5 寸；可灸。

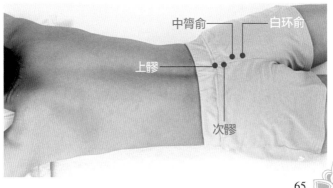

中膂俞　　白环俞

上髎

次髎

中髎

【定位】在骶部，当次髎下内方，适对第3骶后孔处。

【功能主治】补益下焦，强腰利湿。适用于月经不调，腰痛，小便不利，便秘，腹泻，性功能障碍，泌尿系感染等。

【刺灸】直刺 1.0~1.5 寸；可灸。

下髎

【定位】在骶部，当中髎下内方，适对第4骶后孔处。

【功能主治】补益下焦，强腰利湿。适用于月经不调，腰痛，腰骶关节炎，泌尿系感染等。

【刺灸】直刺 1.0~1.5 寸；可灸。

会阳

【定位】在骶部，尾骨端旁开0.5寸。

【功能主治】清热利湿，益肾固带。适用于前列腺炎，阳痿，经期腰痛，肠炎，痔等。

【刺灸】直刺 1.0~1.5 寸；可灸。

承扶

【定位】在大腿后面，臀下横纹的中点。

【功能主治】通便消痔，舒筋活络。适用于坐骨神经痛，腰骶神经根炎，下肢瘫痪，小儿麻痹后遗症，便秘，痔等。

【刺灸】直刺 1.0~2.0 寸；可灸。

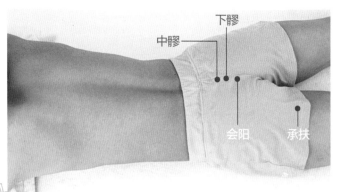

下髎
中髎
会阳　　承扶

殷门

【定位】在大腿后面，当承扶与委中连线上，承扶下6寸。

【功能主治】舒筋通络，强腰膝。适用于坐骨神经痛，腰肌劳损，急性腰拉伤，腰背痛，股部炎症等。

【刺灸】直刺1.0~2.0寸；可灸。

浮郄

【定位】在腘横纹外侧端，委阳上1寸，股二头肌腱的内侧。

【功能主治】宽筋活络，通络止痛。适用于急性胃肠炎，便秘，膀胱炎，股、腘部疼痛、麻木，腓肠肌痉挛等。

【刺灸】直刺1.0~2.0寸；可灸。

委阳

【定位】在腘横纹外侧端，当股二头肌腱的内侧。

【功能主治】舒筋活络，通利水湿。适用于腰背痛，膝肿痛，肾炎，膀胱炎，下腹部痉挛等。

【刺灸】直刺1.0~1.5寸；可灸。

委中

【定位】在腘横纹中点，当股二头肌腱与半腱肌腱的中间。

【功能主治】舒筋活络，泄热清暑，凉血解毒。适用于腹痛，坐骨神经痛，湿疹，腰背痛，风湿性膝关节炎，中暑等。

【刺灸】直刺1.0~1.5寸，或用三棱针点刺静脉出血，不宜过快、过强、过深；可灸。

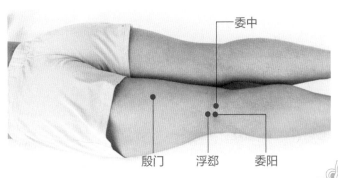

殷门　　浮郄　　委阳

委中

附分

【定位】在背部，当第2胸椎棘突下，后正中线旁开3寸。

【功能主治】舒筋活络，疏风散邪。适用于颈椎病，颈部肌肉痉挛，肋间神经痛，副神经麻痹，肺炎，感冒等。

【刺灸】斜刺0.5~0.8寸；可灸。

魄户

【定位】在背部，当第3胸椎棘突下，后正中线旁开3寸。

【功能主治】理气降逆，舒筋活络。适用于支气管炎，哮喘，胸膜炎，肋间神经痛，肩背、上臂部疼痛或麻木等。

【刺灸】斜刺0.5~0.8寸；可灸。

膏肓

【定位】在背部，当第4胸椎棘突下，后正中线旁开3寸。

【功能主治】补虚益损，调理肺气。适用于肺结核，支气管炎，哮喘，慢性胃炎，神经衰弱，胸膜炎，乳腺炎等。

【刺灸】斜刺0.5~0.8寸；可灸。

神堂

【定位】在背部，当第5胸椎棘突下，后正中线旁开3寸。

【功能主治】宽胸理气，宁心安神。适用于支气管炎，哮喘，背肌痉挛，肩臂疼痛，心绞痛，肋间神经痛等。

【刺灸】斜刺0.5~0.8寸；可灸。

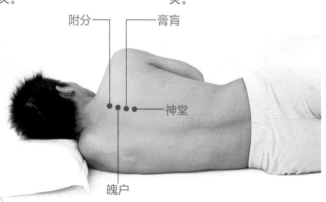

附分　　膏肓　　神堂　　魄户

谚语

【定位】在背部，当第6胸椎棘突下，后正中线旁开3寸。

【功能主治】宣肺理气，通络止痛。适用于肋间神经痛，感冒，哮喘，疟疾，腰背肌痉挛，呃逆等。

【刺灸】斜刺0.5~0.8寸；可灸。

膈关

【定位】在背部，当第7胸椎棘突下，后正中线旁开3寸。

【功能主治】宽胸理气，和胃降逆。适用于肋间神经痛，呃逆，胃出血，膈肌痉挛，胸闷，嗳气等。

【刺灸】斜刺0.5~0.8寸；可灸。

魂门

【定位】在背部，当第9胸椎棘突下，后正中线旁开3寸。

【功能主治】疏肝理气，降逆和胃。适用于肝炎，胃炎，胃痉挛，肋间神经痛，癔病等。

【刺灸】斜刺0.5~0.8寸；可灸。

阳纲

【定位】在背部，当第10胸椎棘突下，后正中线旁开3寸。

【功能主治】疏肝利胆，健脾和中。适用于胃炎，肠鸣腹痛，胃痉挛，肝炎，胆囊炎等。

【刺灸】斜刺0.5~0.8寸；可灸。

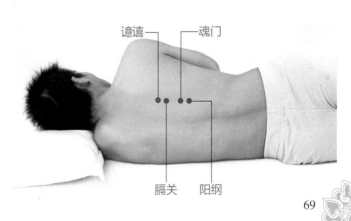

谚语　　魂门

膈关　　阳纲

意舍

【定位】在背部，当第11胸椎棘突下，后正中线旁开3寸。

【功能主治】健脾和胃，利胆化湿。适用于胃炎，腹胀，腹泻，肠炎，胸膜炎，糖尿病等。

【刺灸】斜刺0.5~0.8寸；可灸。

胃仓

【定位】在背部，当第12胸椎棘突下，后正中线旁开3寸。

【功能主治】和胃健脾，消食导滞。适用于胃炎，胃痉挛，肠炎，小儿食积等。

【刺灸】斜刺0.5~0.8寸；可灸。

肓门

【定位】在腰部，当第1腰椎棘突下，后正中线旁开3寸。

【功能主治】和胃健脾。适用于腹痛，胃脘痛，便秘，胃炎，胃溃疡，乳腺炎等。

【刺灸】斜刺0.5~0.8寸；可灸。

志室

【定位】在腰部，当第2腰椎棘突下，后正中线旁开3寸。

【功能主治】益肾固精，清热利湿，强壮腰膝。适用于遗精，阳痿，慢性肾炎，膀胱炎，尿道炎，腰肌劳损等。

【刺灸】直刺0.5~0.8寸；可灸。

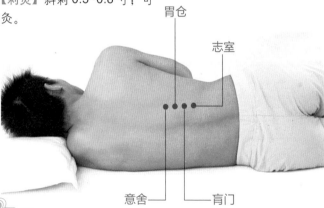

胃仓

志室

意舍 肓门

胞育

【定位】在臀部，平第2骶后孔，骶正中嵴旁开3寸。

【功能主治】补肾强腰，通利二便。适用于膀胱炎，尿道炎，睾丸炎，肠炎，便秘，坐骨神经痛等。

【刺灸】直刺1.0~1.5寸；可灸。

秩边

【定位】在臀部，平第4骶后孔，骶正中嵴旁开3寸。

【功能主治】舒筋活络，强壮腰膝，调理下焦。适用于急性腰扭伤，下肢瘫痪，坐骨神经痛，痔等。

【刺灸】直刺1.5~2.0寸；可灸。

合阳

【定位】在小腿后面，当委中和承山连线上，委中下2寸。

【功能主治】舒筋通络，调经止带，强健腰膝。适用于月经不调，子宫内膜炎，睾丸炎，前列腺炎，疝气，腓肠肌痉挛等。

【刺灸】直刺1.0~2.0寸；可灸。

承筋

【定位】在小腿后面，当合阳与承山的连线上，腓肠肌肌腹中央，委中下5寸。

【功能主治】舒筋活络，强健腰膝，清肠热。适用于急性腰扭伤，下肢麻痹，腓肠肌痉挛或麻痹，脱肛，痔，便秘等。

【刺灸】直刺1.0~1.5寸；可灸。

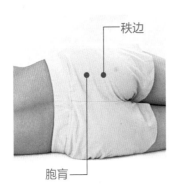

秩边

胞育

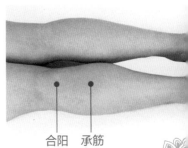

合阳　　承筋

承山

【定位】在小腿后面正中，委中与昆仑之间，当伸直小腿或足跟上提时腓肠肌肌腹下出现尖角凹陷处。

【功能主治】理气止痛，舒筋活络。适用于腰肌劳损，腓肠肌痉挛，下肢瘫痪，痔，脱肛，坐骨神经痛等。

【刺灸】直刺 1.0~2.0 寸；可灸。

飞扬

【定位】在小腿后面，外踝后，昆仑直上 7 寸，承山外下方 1 寸处。

【功能主治】清热安神，舒筋活络。适用于风湿性关节炎，肾炎，下肢瘫痪，痔，膀胱炎，癫痫等。

【刺灸】直刺 1.0~1.5 寸；可灸。

跗阳

【定位】在小腿后面，当外踝后，昆仑直上 3 寸。

【功能主治】舒筋活络，退热散风。适用于急性腰扭伤，下肢瘫痪，腓肠肌痉挛，面神经麻痹，三叉神经痛等。

【刺灸】直刺 0.8~1.2 寸；可灸。

昆仑

【定位】在足部外踝后方，当外踝尖与跟腱之间凹陷处。

【功能主治】安神清热，舒筋活络。适用于坐骨神经痛，神经性头痛，眩晕，膝关节炎，踝关节扭伤等。

【刺灸】直刺 0.5~0.8 寸，孕妇禁用，经期慎用；可灸。

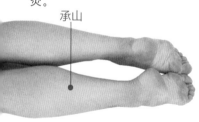

承山

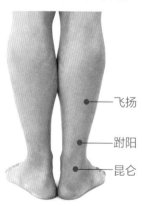

飞扬

跗阳

昆仑

仆参

【定位】在足外侧部，外踝后下方，昆仑直下，跟骨外侧，赤白肉际处。

【功能主治】舒筋活络，强壮腰膝。适用于足跟痛，膝关节炎，踝关节炎，下肢瘫痪，尿道炎，癫痫等。

【刺灸】直刺 0.3~0.5 寸；可灸。

申脉

【定位】在足外侧部，外踝正下方凹陷处。

【功能主治】清热安神，利腰膝。适用于头痛，失眠，腰肌劳损，踝关节扭伤等。

【刺灸】直刺 0.3~0.5 寸；可灸。

金门

【定位】在足外侧部，当外踝前缘直下，骰骨下缘处。

【功能主治】安神开窍，通经活络。适用于癫痫，小儿惊风，头痛，膝关节炎，踝扭伤，足跟痛等。

【刺灸】直刺 0.3~0.5 寸；可灸。

京骨

【定位】在足外侧，第 5 跖骨粗隆下方赤白肉际处。

【功能主治】清热止痉，明目舒筋。适用于脑膜炎，腓肠肌痉挛，癫痫，头痛，高血压等。

【刺灸】直刺 0.3~0.5 寸；可灸。

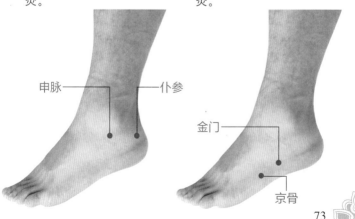

申脉   仆参

金门

京骨

束骨

【定位】在足外侧，足小趾本节（第5跖趾关节）的后方，赤白肉际处。

【功能主治】通经活络，清头明目。适用于神经性头痛，癫痫，腰腿痛，耳聋，眼结膜炎，高血压病等。

【刺灸】直刺0.3~0.5寸；可灸。

足通谷

【定位】在足外侧，足小趾本节（第5跖趾关节）的前方，赤白肉际处。

【功能主治】清热安神，清头明目。适用于头痛，癫痫，颈椎病，慢性胃炎，功能性子宫出血等。

【刺灸】直刺0.2~0.3寸；可灸。

至阴

【定位】在足小趾末节外侧，距趾甲角0.1寸（指寸）。

【功能主治】理气活血，清头明目。适用于胎位不正，胎盘滞留，脑出血，神经性头痛，脑血管病后遗症等。

【刺灸】浅刺0.1寸，或点刺出血；胎位不正用灸法。

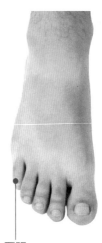

至阴

足通谷

束骨

足少阴肾经

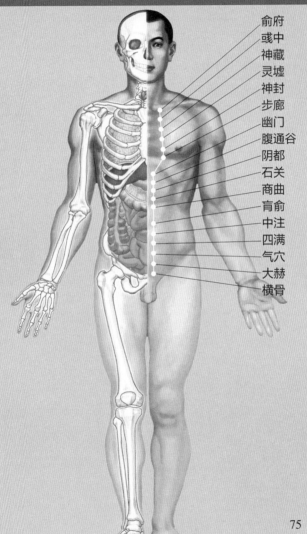

俞府
彧中
神藏
灵墟
神封
步廊
幽门
腹通谷
阴都
石关
商曲
肓俞
中注
四满
气穴
大赫
横骨

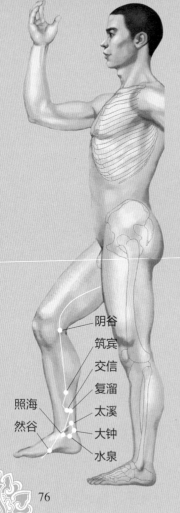

腧穴速记歌

足少阴肾二十七，涌泉然谷出太溪，
大钟水泉连照海，复溜交信筑宾立，
阴谷横骨趋大赫，气穴四满中注得，
肓俞商曲石关蹲，阴都通谷幽门值，
步廊神封出灵墟，神藏彧中俞府毕。

穴位主治

　　口舌干燥，咽肿，心烦，黄疸，腹泻，脊柱、大腿内侧后边痛，四肢萎软、厥冷，脚心发热而痛。

异常表现

　　饥饿而不想进食，面色暗黑，咳嗽痰唾带血，气急，两眼昏花视物模糊，心下不安，肾气虚的容易发生恐惧，"骨"方面的深部气血阻逆，如厥冷、酸痛等症。

阴谷
筑宾
交信
复溜
太溪
照海
然谷
大钟
水泉

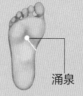

涌泉

涌泉

【定位】在足底部，卷足时足前部凹陷处，约当足底第2、第3趾趾缝纹头端与足跟中点连线的前1/3与后2/3交点处。

【功能主治】苏厥开窍，滋阴益肾，平肝息风。适用于休克，脑出血，癫病，小儿惊风，神经性头痛，咽喉炎，遗尿，足底痛等。

【刺灸】直刺0.5~1.0寸；可灸。

然谷

【定位】在足内侧缘，足舟骨粗隆下方，赤白肉际处。

【功能主治】益气固肾，清热利湿。适用于膀胱炎，尿道炎，遗精，咽喉炎，扁桃体炎，月经不调等。

【刺灸】直刺0.5~1.0寸；可灸。

太溪

【定位】在内踝后方，当内踝尖与跟腱之间凹陷处。

【功能主治】滋阴益肾，壮阳强腰。适用于肾炎，膀胱炎，遗精，遗尿，支气管炎，慢性喉炎等。

【刺灸】直刺0.5~1.0寸；可灸。

大钟

【定位】在内踝后下方，当跟腱附着部的内侧前方凹陷处。

【功能主治】益肾平喘，调理二便。适用于神经衰弱，精神分裂症，尿潴留，哮喘，咽痛等。

【刺灸】直刺0.3~0.5寸；可灸。

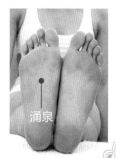

涌泉

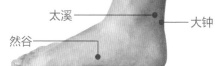

太溪 —————— ———— 大钟

然谷

水泉

【定位】在足内侧，内踝后下方，当太溪直下 1 寸（指寸），跟骨结节的内侧凹陷处。

【功能主治】清热益肾，通经活络。适用于月经不调，闭经，月经过少，子宫脱垂，不孕症等。

【刺灸】直刺 0.3~0.5 寸；可灸。

照海

【定位】在足内侧，内踝尖下方凹陷处。

【功能主治】滋阴清热，调经止痛。适用于急性扁桃体炎，肾炎，功能性子宫出血，失眠，子宫脱垂，月经不调等。

【刺灸】直刺 0.5~1.0 寸；可灸。

复溜

【定位】在小腿内侧，太溪直上 2 寸，跟腱的前方。

【功能主治】补肾益阴，温阳利水。适用于肾炎，睾丸炎，泌尿系感染，腹膜炎，痔，腰肌劳损。

【刺灸】直刺 0.5~1.0 寸；可灸。

交信

【定位】在小腿内侧，当太溪直上 2 寸，复溜前 0.5 寸，胫骨内侧缘的后方。

【功能主治】益肾调经，调理二便。适用于月经不调，功能性子宫出血，子宫收缩不全，泌尿系感染，便秘，痢疾等。

【刺灸】直刺 0.5~1.0 寸；可灸。

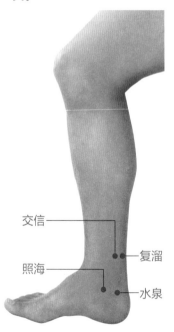

交信

复溜

照海

水泉

筑宾

【定位】在小腿内侧，当太溪与阴谷连线上，太溪上5寸，腓肠肌肌腹的内下方。

【功能主治】调理下焦，宁心安神。适用于泌尿系感染，肾炎，睾丸炎，神经性呕吐，腓肠肌痉挛等。

【刺灸】直刺1.0~1.5寸；可灸。

阴谷

【定位】在腘窝内侧，屈膝时，当半腱肌腱与半膜肌腱之间。

【功能主治】益肾调经，理气止痛。适用于泌尿系感染，阳痿，遗精，阴茎痛，功能性子宫出血，肠炎等。

【刺灸】直刺1.0~1.5寸；可灸。

横骨

【定位】在下腹部，当脐中下5寸，前正中线旁开0.5寸。

【功能主治】益肾助阳，调理下焦。适用于尿道炎，遗精，阳痿，盆腔炎，月经不调，角膜炎等。

【刺灸】直刺1.0~1.5寸；可灸。

大赫

【定位】在下腹部，当脐中下4寸，前正中线旁开0.5寸。

【功能主治】益肾助阳，调经止带。适用于遗精，早泄，阳痿，睾丸炎，月经不调，盆腔炎等。

【刺灸】直刺1.0~1.5寸；可灸。

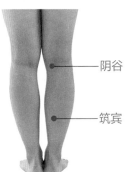

阴谷

筑宾

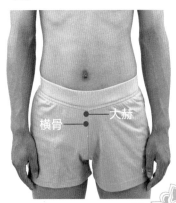

横骨　　大赫

气穴

【定位】 在下腹部，当脐中下3寸，前正中线旁开0.5寸。

【功能主治】 调理冲任，益肾暖胞。适用于泌尿系感染，遗精，肾炎，肠炎，月经不调，角膜炎等。

【刺灸】 直刺1.0~1.5寸；可灸。

四满

【定位】 在下腹部，当脐中下2寸，前正中线旁开0.5寸。

【功能主治】 理气调经，利水消肿。适用于功能性子宫出血，月经不调，肠炎，痢疾，角膜白斑等。

【刺灸】 直刺1.0~1.5寸；可灸。

中注

【定位】 在下腹部，当脐中下1寸，前正中线旁开0.5寸。

【功能主治】 调经止带，通调腑气。适用于月经不调，睾丸炎，肠炎，便秘，腰痛，结膜炎等。

【刺灸】 直刺1.0~1.5寸；可灸。

肓俞

【定位】 在中腹部，当脐中旁开0.5寸。

【功能主治】 理气止痛，润肠通便。适用于胃痉挛，肠炎，痢疾，习惯性便秘，膀胱炎，角膜炎等。

【刺灸】 直刺1.0~1.5寸；可灸。

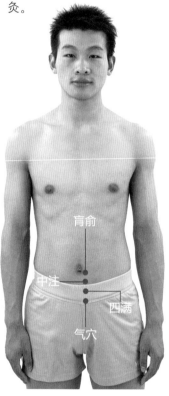

商曲

【定位】在上腹部，当脐中上2寸，前正中线旁开0.5寸。

【功能主治】健脾和胃，消积止痛。适用于胃炎，胃痉挛，肠炎，痢疾，便秘等。

【刺灸】直刺0.5~0.8寸；可灸。

石关

【定位】在上腹部，当脐中上3寸，前正中线旁开0.5寸。

【功能主治】攻坚消满，调理气血。适用于胃痉挛，便秘，肠炎，盆腔炎，泌尿系感染等。

【刺灸】直刺1.0~1.5寸；可灸。

阴都

【定位】在上腹部，当脐中上4寸，前正中线旁开0.5寸。

【功能主治】调理胃肠，宽胸降逆。适用于胃炎，结膜炎，角膜白斑，疟疾等。

【刺灸】直刺1.0~1.5寸；可灸。

腹通谷

【定位】在上腹部，当脐中上5寸，前正中线旁开0.5寸。

【功能主治】健脾和胃，宽胸安神。适用于急慢性胃炎，消化不良，神经性呕吐，肋间神经痛，肺气肿等。

【刺灸】直刺0.5~0.8寸；可灸。

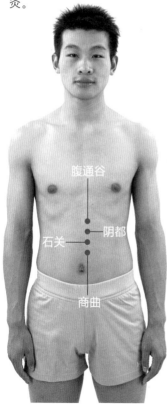

幽门

【定位】在上腹部，当脐中上6寸，前正中线旁开0.5寸。

【功能主治】健脾和胃，降逆止呕。适用于慢性胃炎，神经性呕吐，乳腺炎，乳汁缺乏，妊娠呕吐等。

【刺灸】直刺0.5~0.8寸；可灸。

步廊

【定位】在胸部，当第5肋间隙，前正中线旁开2寸。

【功能主治】宽胸理气，止咳平喘。适用于支气管炎，肋间神经痛，嗅觉减退，鼻炎，胃炎等。

【刺灸】斜刺或平刺0.5~0.8寸；可灸。

神封

【定位】在胸部，当第4肋间隙，前正中线旁开2寸。

【功能主治】宽胸理肺，降逆止呕。适用于肋间神经痛，肺炎，支气管炎，哮喘，乳腺炎等。

【刺灸】斜刺或平刺0.5~0.8寸；可灸。

灵墟

【定位】在胸部，当第3肋间隙，前正中线旁开2寸。

【功能主治】疏肝宽胸，肃降肺气。适用于支气管炎，哮喘，肋间神经痛，胸膜炎，食欲缺乏等。

【刺灸】直刺0.5~0.8寸；可灸。

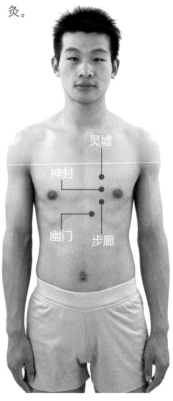

神藏

【定位】在胸部，当第2肋间隙，前正中线旁开2寸。

【功能主治】宽胸理气，降逆平喘。适用于支气管炎，支气管哮喘，肋间神经痛，胸膜炎，胃炎等。

【刺灸】斜刺或平刺0.5~0.8寸；可灸。

彧中

【定位】在胸部，当第1肋间隙，前正中线旁开2寸。

【功能主治】宽胸理气，止咳化痰。适用于支气管炎，肋间神经痛，呃逆，胸膜炎，食欲缺乏等。

【刺灸】斜刺或平刺0.5~0.8寸；可灸。

俞府

【定位】在胸部，当锁骨下缘，前正中线旁开2寸。

【功能主治】止咳平喘，和胃降逆。适用于支气管炎，哮喘，神经性呕吐，食欲缺乏，胸膜炎等。

【刺灸】斜刺或平刺0.5~0.8寸；可灸。

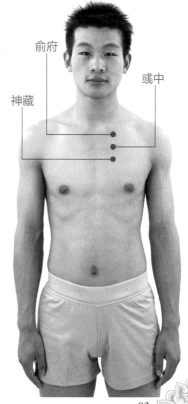

俞府
彧中
神藏

手厥阴心包经

腧穴速记歌

心包九穴天池近，
天泉曲泽郄门认，
间使内关逾大陵，
劳宫中冲中指尽。

穴位主治

心胸烦闷，心痛，掌心发热。

异常表现

心中热，前臂和肘弯拘挛，腋窝部肿胀，胸中满闷，心跳不宁，面赤，眼睛昏黄，嬉笑不止等。

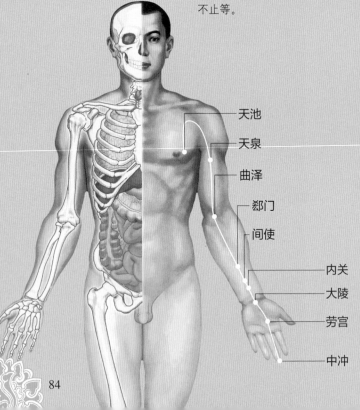

天池

天泉

曲泽

郄门

间使

内关

大陵

劳宫

中冲

天池

【定位】在胸部，当第4肋间隙，乳头外1寸，前正中线旁开5寸。

【功能主治】活血化瘀，宽胸理气。适用于心绞痛，乳腺炎，腋窝淋巴结炎，肋间神经痛等。

【刺灸】斜刺或平刺0.5~0.8寸，本穴正当胸腔，内有心、肺，不宜深刺；可灸。

天泉

【定位】在臂内侧，当腋前纹头下2寸，肱二头肌的长短头之间。

【功能主治】宽胸理气，活血通脉。适用于心绞痛，心动过速，肋间神经痛，支气管炎，上臂内侧痛等。

【刺灸】直刺0.5~0.8寸；可灸。

曲泽

【定位】在肘横纹中，当肱二头肌肌腱的尺侧缘。

【功能主治】清暑泄热，和胃降逆，清热解毒。适用于心绞痛，风湿性心脏病，急性胃肠炎，支气管炎，中暑等。

【刺灸】直刺0.8~1.0寸或用三棱针点刺出血；可灸。

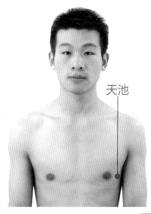

天池

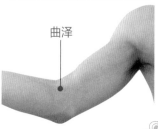

曲泽

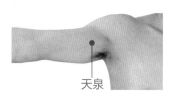

天泉

郄门

【定位】在前臂掌侧，当曲泽与大陵连线上，腕横纹上5寸。

【功能主治】宁心安神，清营止血。适用于心绞痛，心肌炎，风湿性心脏病，心悸，精神分裂症，乳腺炎等。

【刺灸】直刺0.5~1.0寸；可灸。

间使

【定位】在前臂掌侧，当曲泽与大陵连线上，腕横纹上3寸，掌长肌腱与桡侧腕屈肌腱之间。

【功能主治】宽胸和胃，清心安神。适用于心肌炎，脑血管病后遗症，咽喉炎，胃炎，子宫内膜炎等。

【刺灸】直刺0.5~1.0寸；可灸。

内关

【定位】在前臂掌侧，当曲泽与大陵连线上，腕横纹上2寸，掌长肌腱与桡侧腕屈肌腱之间。

【功能主治】宁心安神，和胃止逆，理气镇痛。适用于风湿性心脏病，心绞痛，心肌炎，心内膜炎、心外膜炎，心律失常等。

【刺灸】直刺0.5~1.0寸；可灸。

大陵

【定位】在腕横纹的中点处，当掌长肌腱与桡侧腕屈肌腱之间。

【功能主治】宁心安神，和营通络，宽胸和胃。适用于心肌炎，神经衰弱，精神分裂症，胃炎，腕关节及周围软组织疾患等。

【刺灸】直刺0.3~0.5寸；可灸。

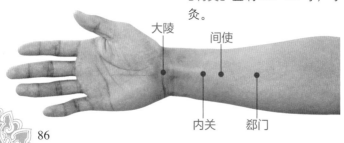

大陵　间使　内关　郄门

劳宫

【定位】在手掌心，当第2、第3掌骨之间偏于第3掌骨，握拳屈指时中指尖指处。

【功能主治】清心泄热，开窍醒神。适用于脑血管意外昏迷，精神分裂症，小儿惊厥，吞咽困难，黄疸等。

【刺灸】直刺0.3~0.5寸，年老体弱者及孕妇慎用；可灸。

中冲

【定位】在手中指末节尖端中央。

【功能主治】苏厥开窍，清心泄热。适用于脑出血，中暑，癔病，小儿惊风，心肌炎，结膜炎等。

【刺灸】浅刺0.1寸，或用三棱针点刺出血；可灸。

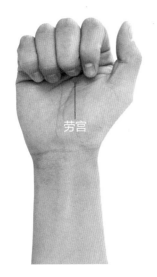

劳宫

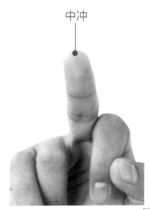

中冲

手少阳三焦经

腧穴速记歌

手少三焦所从经，二十三穴起关冲，
液门中渚阳池历，外关支沟会宗逢，
三阳络入四渎内，注于天井清泠中，
消泺臑会肩髎穴，天髎天牖经翳风，
瘈脉颅息角耳门，和髎上行丝竹空。

穴位主治

自汗，眼睛外眦痛，面颊肿，耳后、肩部、上臂、肘弯、前臂外侧疼痛，手环指活动不利。

异常表现

耳聋，耳鸣，咽颊肿胀，喉咙痛等。

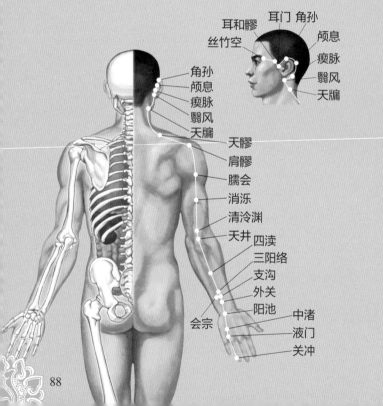

耳和髎　耳门　角孙
丝竹空　颅息
瘈脉
翳风
天牖

角孙
颅息
瘈脉
翳风
天牖

天髎
肩髎
臑会
消泺
清泠渊
天井　四渎
三阳络
支沟
外关
阳池　中渚
会宗　液门
关冲

88

经络各穴

关冲

【定位】在手环指末节尺侧，距指甲角0.1寸（指寸）。

【功能主治】泄热开窍，清利喉舌，活血通络。适用于喉炎，结膜炎，角膜白斑，脑血管病，热病，小儿消化不良等。

【刺灸】浅刺0.1寸，或用三棱针点刺出血；可灸。

液门

【定位】在手背部当第4、第5指间，指蹼缘后方赤白肉际处。

【功能主治】清头目，利三焦，通络止痛。适用于咽喉炎，耳疾，角膜白斑，疟疾，前臂肌痉挛或疼痛，颈椎病等。

【刺灸】直刺0.3~0.5寸；可灸。

中渚

【定位】在手背部，当环指本节（掌指关节）的后方，第4、第5掌骨间凹陷处。

【功能主治】清热通络，开窍益聪。适用于神经性耳聋，喉头炎，肩背部筋膜炎，肋间神经痛等。

【刺灸】直刺0.3~0.5寸；可灸。

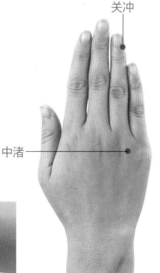

关冲

中渚

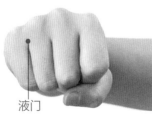

液门

阳池

【定位】位于腕背横纹中,指总伸肌腱尺侧缘凹陷中。

【功能主治】清热通络,通调三焦。适用于耳聋,手腕部损伤,前臂及肘部疼痛,颈肩部疼痛,糖尿病等。

【刺灸】直刺 0.3~0.5 寸;可灸。

外关

【定位】在前臂背侧,当阳池与肘尖的连线上,腕背横纹上 2 寸,尺骨与桡骨之间。

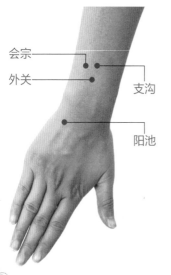

会宗
外关
支沟
阳池

【功能主治】清热解表,通经活络。适用于目赤肿痛,耳聋,牙痛,上肢关节炎,急性腰扭伤,便秘等。

【刺灸】直刺 0.5~1.0 寸;可灸。

支沟

【定位】在前臂背侧,当阳池与肘尖的连线上,腕背横纹上 3 寸,尺骨与桡骨之间。

【功能主治】清利三焦,通腑降逆。适用于习惯性便秘,耳聋,泄泻,肩背部软组织损伤,急性腰扭伤等。

【刺灸】直刺 0.5~1.0 寸;可灸。

会宗

【定位】在前臂背侧,当腕背横纹上 3 寸,支沟尺侧,尺骨的桡侧缘。

【功能主治】清利三焦,安神定志,疏通经络。适用于耳聋,耳鸣,癫痫,前臂疼痛麻木等。

【刺灸】直刺 0.5~1.0 寸;可灸。

三阳络

【定位】在前臂背侧，腕背横纹上4寸，尺骨与桡骨之间。

【功能主治】舒筋通络，开窍镇痛。适用于神经性耳聋，龋齿牙痛，手臂痛不能上举，恶寒发热无汗，眼病，失语等。

【刺灸】直刺0.8~1.2寸；可灸。

四渎

【定位】在前臂背侧，当阳池与肘尖的连线上，肘尖下5寸，尺骨与桡骨之间。

【功能主治】开窍聪耳，清利咽喉。适用于耳聋，咽喉痛，偏头痛，上肢麻痹瘫痪，肾炎等。

【刺灸】直刺0.5~1.0寸；可灸。

天井

【定位】在臂外侧，屈肘时，当肘尖直上1寸凹陷处。

【功能主治】行气散结，安神通络。适用于肘关节及周围软组织疾病，咽喉疼痛，中风，支气管炎，颈项痛等。

【刺灸】直刺0.5~1.0寸；可灸。

清冷渊

【定位】在臂外侧，屈肘，当肘尖直上2寸，即天井上1寸。

【功能主治】疏散风寒，通经止痛。适用于头晕头痛，目痛目赤，肩臂痛不能举，肘痛不能屈伸等。

【刺灸】直刺0.5~1.0寸；可灸。

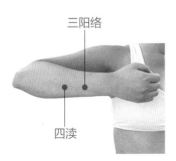

三阳络

四渎

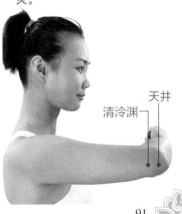

天井

清冷渊

清泠渊

【定位】在臂外侧，当清冷渊与臑会连线的中点处。

【功能主治】清热安神，活络止痛。适用于头痛，颈项强痛，背肿，牙痛，癫痫等。

【刺灸】直刺 1.0~1.5 寸；可灸。

臑会

【定位】在臂外侧，当肘尖与肩髎的连线上，肩髎下 3 寸，三角肌的后下缘。

【功能主治】化痰散结，通络止痛。适用于甲状腺肿大、颈淋巴结核，目疾，肩胛疼痛，腋下痛等。

【刺灸】直刺 1.0~1.5 寸；可灸。

肩髎

【定位】在肩部，肩髃后方，当臂外展时，于肩峰后下方呈现凹陷处。

【功能主治】祛风湿，通经络。适用于中风偏瘫，肩周炎，脑血管病后遗症，胸膜炎，肋间神经痛等。

【刺灸】直刺肩关节 1.0~1.5 寸；可灸。

天髎

【定位】在肩胛部，肩井与曲垣之间，当肩胛骨上角处。

【功能主治】祛风除湿，通经止痛。适用于颈项强痛，肩臂痛，热病无汗，颈椎病，落枕，肩背部疼痛等。

【刺灸】直刺 0.5~0.8 寸；可灸。

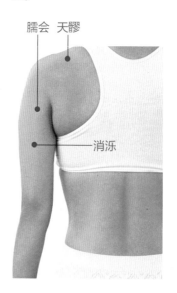

臑会　天髎

消泺

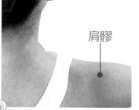

肩髎

天牖

【定位】在颈侧部，当乳突的后方直下，平下颌角，胸锁乳突肌的后缘。

【功能主治】清头明目，通经活络。适用于头痛，目痛面肿，耳鸣，视神经炎，咽炎，颈肩背部痉挛强直等。

【刺灸】直刺 0.5~1.0 寸；可灸。

翳风

【定位】在耳垂后方，当乳突与下颌角之间凹陷处。

【功能主治】聪耳通窍，散内泄热。适用于耳聋，头痛，腮腺炎，下颌关节炎，甲状腺肿大等病症。

【刺灸】直刺 0.8~1.2 寸；可灸。

瘈脉

【定位】在头部，耳后乳突中央，当角孙至翳风之间，沿耳轮连线的上 2/3、下 1/3 的交点处。

【功能主治】熄风解痉，活络通窍。适用于耳聋，耳鸣，视物不清，呕吐，泄泻，惊恐等。

【刺灸】平刺 0.3~0.5 寸或点刺出血；可灸。

颅息

【定位】在头部，当角孙至翳风之间，沿耳轮连线的上 1/3、下 2/3 的交点处。

【功能主治】通窍聪耳，泄热镇惊。适用于耳鸣，中耳炎，头痛，视网膜出血，小儿惊风等。

【刺灸】平刺 0.3~0.5 寸；可灸。

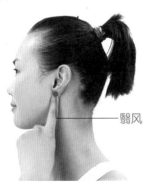

翳风

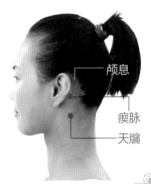

颅息

瘈脉

天牖

角孙

【定位】在侧头部，折耳郭向前，当耳尖直上入发际处。

【功能主治】清热消肿，散风止痛。适用于腮腺炎，牙龈炎，视神经炎，视网膜出血，目痛等。

【刺灸】平刺 0.3~0.5 寸；小儿腮腺炎宜用灯火灸。

耳门

【定位】在面部，当耳屏上切迹的前方，下颌骨髁状突后缘，张口有凹陷处。

【功能主治】开窍聪耳，泄热活络。适用于耳聋，耳疮流脓，牙痛，下颌关节炎，口周肌肉痉挛等。

【刺灸】直刺0.5~1.0寸；可灸。

耳和髎

【定位】在侧头部，当鬓发后缘，平耳郭根之前方，颞浅动脉的后缘。

【功能主治】祛风通络，解痉止痛。适用于耳鸣，头痛颊肿，面肌痉挛，耳炎、鼻炎等。

【刺灸】避开动脉，斜刺0.3~0.5 寸；可灸。

丝竹空

【定位】在面部，当眉梢凹陷处。

【功能主治】清头明目，平肝镇痉。适用于头痛眩晕，眼结膜炎，视神经萎缩，角膜白斑等。

【刺灸】平刺 0.5~1.0 寸；不宜直接灸。

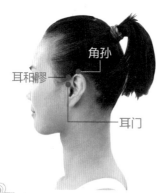

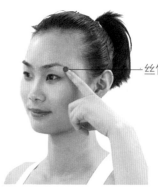

足少阳胆经

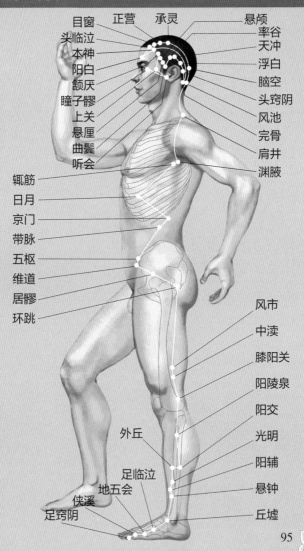

目窗
正营　承灵　　　悬颅
头临泣　　　　　率谷
本神　　　　　天冲
阳白　　　　　浮白
颔厌　　　　　脑空
瞳子髎　　　　头窍阴
上关　　　　　风池
悬厘　　　　　完骨
曲鬓　　　　　肩井
听会　　　　　渊腋

辄筋
日月
京门
带脉
五枢
维道
居髎
环跳

风市
中渎
膝阳关
阳陵泉
阳交
外丘　　　　　光明
足临泣　　　　阳辅
地五会　　　　悬钟
侠溪　　　　　丘墟
足窍阴

腧穴速记歌

足少阳经瞳子髎，四十四穴行迢迢，
听会客主颔厌集，悬颅悬厘曲鬓翘。
率谷天冲浮白次，窍阴完骨本神至，
阳白临泣开目窗，正营承灵脑空是。
风池肩井渊液长，辄筋日月京门乡，
带脉五枢维道续，居髎环跳市中渎。
阳关阳陵复阳交，外丘光明阳辅高，
悬钟丘墟足临泣，地五侠溪窍阴毕。

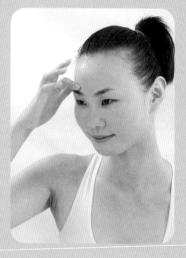

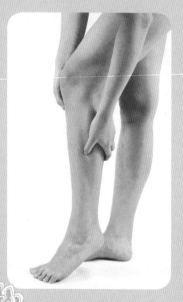

穴位主治

头痛，外眼角疼，锁骨上窝肿痛，腋下肿，自汗，胸部、胁肋、大腿及膝部外侧以至小腿腓骨下段、外踝前面以及各骨节部酸痛，足无名趾不能使用。

异常表现

嘴里发苦，好叹气，胸胁不能转侧，面部无光泽，小腿外侧热，或为足少阳部的气血阻逆，如厥冷、麻木、酸痛等。

瞳子髎

【定位】在面部，目外眦旁，当眶外侧缘凹陷处。

【功能主治】平肝息风，明目退翳。适用于角膜炎，近视，视神经萎缩，头痛等。

【刺灸】直刺或平刺 0.3~0.5 寸，或用三棱针点刺出血；可灸。

听会

【定位】在面部，当耳屏间切迹的前方，下颌骨髁突的后缘，张口有凹陷处。

【功能主治】开窍聪耳，通经活络。适用于突发性耳聋，颞颌关节功能紊乱，腮腺炎，牙痛，面神经麻痹等。

【刺灸】直刺 0.5~1.0 寸；可灸。

上关

【定位】在耳前，下关直上，当颧弓的上缘凹陷处。

【功能主治】聪耳止痉，散风活络。适用于耳鸣，牙痛，下颌关节炎，面神经麻痹，面肌痉挛，偏头痛等。

【刺灸】直刺 0.5~0.8 寸；可灸。

颔厌

【定位】在头部鬓发上，当头维与曲鬓弧形连线的上 1/4 与下 3/4 交点处。

【功能主治】清热散风，通络止痛。适用于偏头痛，癫痫，面神经麻痹，耳鸣，结膜炎，牙痛等。

【刺灸】平刺 0.5~0.8 寸；可灸。

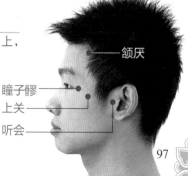

颔厌

瞳子髎

上关

听会

悬颅

【定位】在头部鬓发上，当头维与曲鬓弧形连线的中点。

【功能主治】通络消肿，清热散风。适用于偏头痛，神经衰弱，牙痛，鼻炎，结膜炎等。

【刺灸】平刺 0.5~0.8 寸；可灸。

悬厘

【定位】在头部鬓发上，当头维与曲鬓弧形连线的上 3/4 与下 1/4 交点处。

【功能主治】通络解表，清热散风。 适用于神经衰弱，耳鸣，结膜炎，鼻炎，牙痛等。

【刺灸】向后平刺 0.5~0.8 寸；可灸。

曲鬓

【定位】耳前鬓发后缘的垂直线与角孙水平线交点处。

【功能主治】清热止痛，活络通窍。适用于偏头痛，面神经麻痹，牙痛，脑血管病，视网膜出血及其他眼病等。

【刺灸】向后平刺 0.5~0.8 寸；可灸。

率谷

【定位】在耳上入发际 1.5 寸处。

【功能主治】平肝息风，通经活络。适用于偏头痛，耳聋，面神经麻痹，眩晕，小儿惊厥等。

【刺灸】平刺 0.5~0.8 寸；可灸。

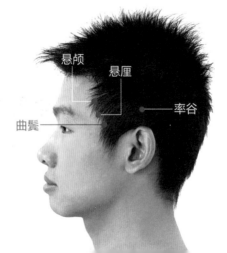

天冲

【定位】在头部，当耳根后缘直上入发际2寸，率谷后0.5寸处。

【功能主治】祛风定惊，清热消肿。适用于头痛，癫痫，牙龈炎，耳鸣，甲状腺肿大等。

【刺灸】平刺0.5~1.0寸；可灸。

浮白

【定位】在头部，当耳后乳突的后上方，天冲与完骨的弧形连线的中1/3与上1/3交点处。

【功能主治】散风止痛，理气散结。适用于头痛，牙痛，耳聋，甲状腺肿大，脑血管病后遗症等。

【刺灸】平刺0.5~0.8寸；可灸。

头窍阴

【定位】在头部，当耳后乳突的后上方，天冲与完骨连线的中1/3与下1/3交点处。

【功能主治】平肝镇痛，开窍聪耳。适用于头痛，脑膜炎，四肢痉挛抽搐，喉炎，支气管炎等。

【刺灸】平刺0.5~0.8寸；可灸。

完骨

【定位】在头部，当耳后乳突的后下方凹陷处。

【功能主治】通络宁神，祛风清热。适用于失眠，癫痫，失语，腮腺炎，牙龈炎，中耳炎等。

【刺灸】平刺0.5~0.8寸；可灸。

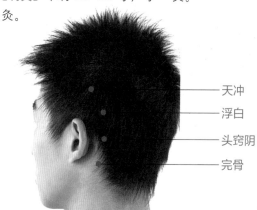

天冲

浮白

头窍阴

完骨

本神

【定位】在头部,当发际上 0.5 寸,神庭旁开 3 寸,神庭与头维连线的内 2/3 与外 1/3 交点处。

【功能主治】祛风定惊,安神止痛。适用于神经性头痛,眩晕,癫痫,胸胁痛,神经衰弱等。

【刺灸】平刺 0.5~0.8 寸;可灸。

阳白

【定位】在前额部,当瞳孔直上,眉上 1 寸。

【功能主治】清头明目,祛风泄热。适用于眼科疾病,面神经麻痹或面肌痉挛,眶上神经痛等。

【刺灸】平刺 0.3~0.5 寸;可灸。

头临泣

【定位】在头部,当瞳孔直上入前发际 0.5 寸,神庭与头维连线的中点处。

【功能主治】聪耳明目,安神定志。适用于头痛,小儿惊厥,角膜白斑,急慢性结膜炎,屈光不正等。

【刺灸】平刺 0.3~0.5 寸;可灸。

目窗

【定位】在头部,当前发际上 1.5 寸,瞳孔直上。

【功能主治】明目开窍,祛风定惊。适用于神经性头痛,眩晕,结膜炎,青光眼,目赤肿痛等。

【刺灸】平刺 0.3~0.5 寸;可灸。

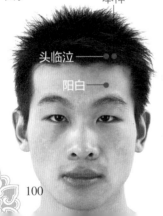

本神
头临泣
阳白

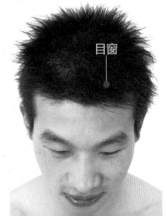

目窗

正营

【定位】在头部，当前发际上2.5寸，瞳孔直上。

【功能主治】平肝明目，疏风止痛。适用于头痛，眩晕，牙痛，视神经萎缩，呕吐等。

【刺灸】平刺0.3~0.5寸；可灸。

承灵

【定位】在头部，当前发际上4寸，瞳孔直上。

【功能主治】通利官窍，散风清热。适用于头痛，感冒，鼻炎，鼻出血，发热等。

【刺灸】平刺0.3~0.5寸；可灸。

脑空

【定位】在头部，当枕外隆凸的上缘外侧，风池直上，平脑户。

【功能主治】醒脑宁神，散风清热。适用于哮喘，癫痫，头痛，鼻炎，心悸等。

【刺灸】平刺0.3~0.5寸；可灸。

风池

【定位】在项部，当枕骨之下，与风府相平，胸锁乳突肌与斜方肌上端之间的凹陷处。

【功能主治】平肝息风，祛风解毒，通利孔窍。适用于高血压病，脑动脉硬化，视神经萎缩，鼻炎，耳鸣等。

【刺灸】向鼻尖方向斜刺0.8~1.2寸，或平刺透风府，深部为延髓，必须严格掌握针刺的角度与深度；可灸。

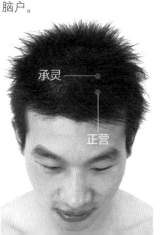

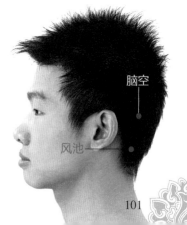

101

肩井

【定位】在肩上，前直乳中，当大椎与肩峰连线的中点上。

【功能主治】祛风清热，活络消肿。适用于高血压病，神经衰弱，乳腺炎，功能性子宫出血，落枕，颈项肌痉挛等。

【刺灸】直刺 0.3~0.5 寸，深部正当肺尖，不可深刺、捣刺；孕妇禁用；可灸。

渊腋

【定位】在侧胸部，举臂当腋中线上，腋下 3 寸，第 4 肋间隙中。

【功能主治】理气宽胸，消肿止痛。适用于胸肌痉挛，肋间神经痛，胸膜炎，肩臂痛等。

【刺灸】平刺或斜刺 0.5~0.8 寸，不可深刺，以免伤及内脏；可灸。

辄筋

【定位】在侧胸部，渊腋前 1 寸，平乳头，第 4 肋间隙中。

【功能主治】降逆平喘，理气止痛。适用于胸膜炎，支气管哮喘，肋间神经痛等。

【刺灸】平刺或斜刺 0.5~0.8 寸，不可深刺，以免伤及内脏；可灸。

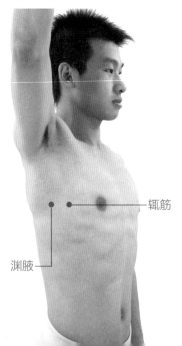

辄筋

渊腋

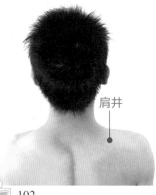

肩井

日月

【定位】在上腹部，当乳头直下，第7肋间隙，前正中线旁开4寸。

【功能主治】利胆疏肝，降逆和胃。适用于黄疸，胃及十二指肠溃疡，急慢性肝炎，胆囊炎，肋间神经痛等。

【刺灸】斜刺0.5~0.8寸，不可深刺，以免伤及内脏；可灸。

京门

【定位】在侧腰部，章门后1.8寸，当第12肋骨游离端的下方。

【功能主治】健脾通淋，温阳益肾。适用于肾炎，疝气，肋间神经痛，腰肌劳损，肠炎等。

【刺灸】直刺0.5~1.0寸，不可深刺，以免伤及内脏；可灸。

带脉

【定位】在侧腹部，章门下1.8寸，当第11肋骨游离端下方垂线与脐水平线的交点上。

【功能主治】健脾利湿，调经止带。适用于功能性子宫出血，盆腔炎，阴道炎，膀胱炎，下肢无力等。

【刺灸】斜刺0.8~1.0寸；可灸。

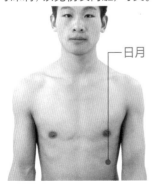

日月

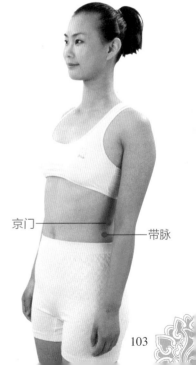

京门

带脉

五枢

【定位】在侧腹部，当髂前上棘的前方，横平脐下 3 寸处。

【功能主治】调经止带，调理下焦。适用于子宫内膜炎，阴道炎，附件炎，睾丸炎，腰痛，便秘等。

【刺灸】直刺 1.0~1.5 寸；可灸。

维道

【定位】在侧腹部，当髂前上棘的前下方，五枢前下 0.5 寸处。

【功能主治】调理冲任，利水止痛。适用于子宫内膜炎，肾炎，附件炎，肠炎，髋关节疼痛等。

【刺灸】直刺 1.0~1.5 寸；可灸。

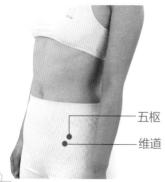

五枢

维道

居髎

【定位】在髋部，当髂前上棘与股骨大转子最凸点连线的中点处。

【功能主治】舒筋活络，益肾强体。适用于腰骶、髋关节及周围软组织疾患，下腹痛，肾炎，膀胱炎，月经不调等。

【刺灸】直刺 1.5~2.0 寸；可灸。

环跳

【定位】在股外侧部，侧卧屈股，当股骨大转子最凸点与骶管裂孔连线的外 1/3 与内 2/3 交点处。

【功能主治】祛风化湿，强健腰膝。适用于风湿性关节炎，坐骨神经痛，下肢麻痹，脑血管病后遗症，腰腿痛，髋关节及周围软组织疾病等。

【刺灸】直刺 2.0~3.0 寸；可灸。

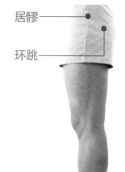

居髎

环跳

风市

【定位】在大腿外侧部的中线上，当腘横纹上 7 寸。

【功能主治】祛风化湿，通经活络。适用于下肢瘫痪，腰腿痛，脚气，股外侧皮神经炎等。

【刺灸】直刺 1.0~1.5 寸；可灸。

中渎

【定位】在大腿外侧，当风市下 2 寸或在腘横纹上 5 寸，股外侧肌与股二头肌之间。

【功能主治】疏通经络，祛风散寒。适用于下肢麻痹，坐骨神经痛，膝关节炎，腓肠肌痉挛等。

【刺灸】直刺 1.0~1.5 寸；可灸。

膝阳关

【定位】在膝外侧，当阳陵泉上 3 寸，股骨外上髁上方凹陷处。

【功能主治】疏利关节，祛风化湿。适用于膝关节炎，下肢瘫痪，膝关节及周围软组织疾患，脚气，坐骨神经痛等。

【刺灸】直刺 0.8~1.0 寸；可灸。

阳陵泉

【定位】在小腿外侧，当腓骨头前下方凹陷处。

【功能主治】疏肝利胆，强健腰膝。适用于膝关节炎，踝扭伤，肩周炎，落枕，腰扭伤等。

【刺灸】直刺 1.0~1.5 寸；可灸。

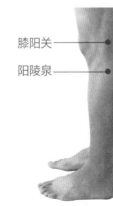

风市

中渎

膝阳关

阳陵泉

阳交

【定位】在小腿外侧，当外踝尖上 7 寸，腓骨后缘。

【功能主治】疏肝理气，安神定志。适用于腓浅神经疼痛或麻痹，坐骨神经痛，癫痫，精神分裂症等。

【刺灸】直刺 1.0~1.5 寸；可灸。

外丘

【定位】在小腿外侧，当外踝尖上 7 寸，腓骨前缘，平阳交。

【功能主治】疏肝理气，通络安神。适用于腓神经痛，下肢麻痹，癫痫等。

【刺灸】直刺 1.0~1.5 寸；可灸。

光明

【定位】在小腿外侧，当外踝尖上 5 寸，腓骨前缘。

【功能主治】疏肝明目，活络消肿。适用于视神经萎缩，偏头痛，膝关节炎，腰扭伤等。

【刺灸】直刺 1.0~1.5 寸；可灸。

阳辅

【定位】在小腿外侧，当外踝尖上 4 寸，腓骨前缘稍前方。

【功能主治】清热散风，疏通经络。适用于膝关节炎，腰痛，偏头痛，坐骨神经痛，颈淋巴结炎，扁桃体炎等。

【刺灸】直刺 1.0~1.5 寸；可灸。

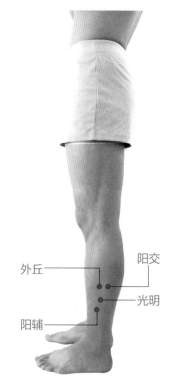

外丘 —— 阳交

—— 光明

阳辅 ——

悬钟

【定位】在小腿外侧，当外踝尖上 3 寸，腓骨前缘。

【功能主治】平肝息风，疏肝益肾。适用于脑血管病，踝关节及周围软组织疾病，脊髓炎，腰扭伤等。

【刺灸】直刺 1~1.5 寸；可灸。

丘墟

【定位】在足外踝的前下方，当趾长伸肌腱的外侧凹陷处。

【功能主治】健脾利湿，泄热退黄，舒筋活络。适用于踝关节及周围软组织疾病，脚气，疝气，肋间神经痛等。

【刺灸】直刺 0.5~0.8 寸；可灸。

足临泣

【定位】在足背外侧，当足 4 趾本节（第 4 跖趾关节）的后方，小趾伸肌腱的外侧凹陷处。

【功能主治】平肝息风，化痰消肿。适用于头痛，眩晕，月经不调，乳腺炎，足跟痛等。

【刺灸】直刺 0.3~0.5 寸；可灸。

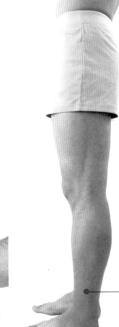

足临泣

丘墟

悬钟

地五会

【定位】在足背外侧，当足4趾本节（第4跖趾关节）的后方，第4、第5跖骨之间，小趾伸肌腱的内侧缘。

【功能主治】疏肝消肿，通经活络。适用于结膜炎，乳腺炎，腰肌劳损，足扭伤，目赤肿痛等。

【刺灸】直刺0.3~0.5寸；可灸。

侠溪

【定位】在足背外侧，当第4、第5趾缝间，趾蹼缘后方赤白肉际处。

【功能主治】平肝息风，消肿止痛。适用于坐骨神经痛，肋间神经痛，偏头痛，中耳炎，高血压病等。

【刺灸】直刺0.3~0.5寸；可灸。

足窍阴

【定位】在足第4趾末节外侧，距趾甲角0.1寸（指寸）。

【功能主治】疏肝解郁，通经活络。适用于神经性头痛，肋间神经痛，高血压病，足踝肿痛，结膜炎，胸膜炎等。

【刺灸】浅刺0.1~0.2寸，或点刺出血；可灸。

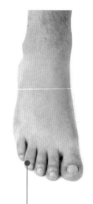

足窍阴

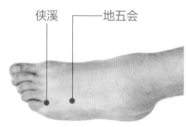

侠溪　　　地五会

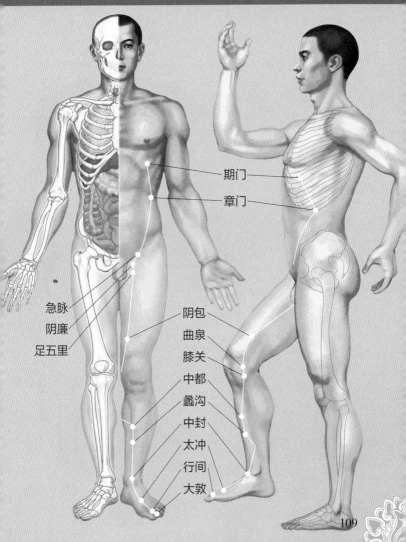

期门

章门

急脉
阴廉
足五里

阴包
曲泉
膝关
中都
蠡沟
中封
太冲
行间
大敦

腧穴速记歌

足厥阴经一十四，
大敦行间太冲是，
中封蠡沟伴中都，
膝关曲泉阴包次，
五里阴廉上急脉，
章门才过期门至。

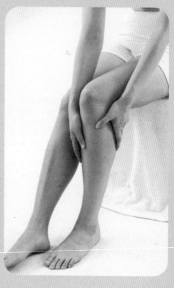

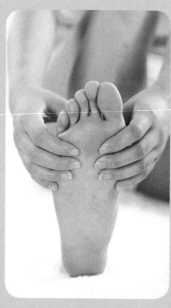

穴位主治

胸痛，恶心呕吐，大便溏泄，疝气，遗尿。

异常表现

腰痛不能屈伸，男人可出现小肠疝气，女人可出现小腹部肿胀，严重的见咽喉干，面部像有灰尘，少血色。

大敦

【定位】在足大趾末节外侧，距趾甲角 0.1 寸（指寸）。

【功能主治】清肝泄热，凉血安神，息风活络。适用于阴茎痛,疝气，功能性子宫出血,痛经，小儿遗尿等。

【刺灸】浅刺 0.1~0.2 寸或点刺出血；可灸。

行间

【定位】在足背部，当第1、第 2 趾间，趾蹼缘的后方赤白肉际处。

【功能主治】清肝泄热，凉血安神，息风活络。适用于阴茎痛，功能性子宫出血，高血压病，青光眼，结膜炎等。

【刺灸】直刺 0.5~0.8 寸；可灸。

太冲

【定位】在足背部，当第 1 跖骨间隙的后方(近端)凹陷处。

【功能主治】平肝泄热，疏肝养血，清利下焦。适用于高血压病，头痛头晕，失眠多梦，月经不调，功能性子宫出血。

【刺灸】直刺 0.5~1.0 寸；可灸。

中封

【定位】在足背部，当足内踝前，胫骨前肌腱的内侧凹陷处。

【功能主治】清泄肝胆，通利下焦，舒筋通络。适用于遗精，泌尿系感染，肝炎，黄疸，腰足冷痛，踝关节扭伤等。

【刺灸】直刺 0.5~0.8 寸；可灸。

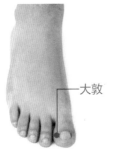

大敦

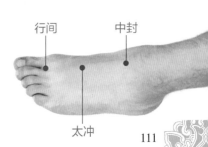

行间　　　中封

太冲

蠡沟

【定位】在小腿内侧，当足内踝尖上 5 寸，胫骨内侧面的中央。

【功能主治】疏肝理气，调经止带。适用于性功能亢进，月经不调，子宫内膜炎，腰背部及膝关节急慢性损伤等。

【刺灸】平刺 0.5~0.8 寸；可灸。

中都

【定位】在小腿内侧，当足内踝上 7 寸，胫骨内侧面的中央。

【功能主治】疏肝理气，调经止血。适用于功能性子宫出血，疝气，腹胀腹痛，肠炎，膝关节炎，足软无力等。

【刺灸】平刺 0.5~0.8 寸；可灸。

膝关

【定位】在小腿内侧，当胫骨内上髁的后下方，阴陵泉后1 寸，腓肠肌内侧头的上部。

【功能主治】散风祛湿，疏通关节。适用于痛风，髌骨软化症，风湿性关节炎及类风湿关节炎等。

【刺灸】直刺 0.8~1.0 寸；可灸。

曲泉

【定位】在膝内侧，屈膝，当膝关节内侧面横纹头上方，股骨内髁后缘，半腱肌、半膜肌止端的前缘凹陷处。

【功能主治】清利湿热，通调下焦。适用于前列腺炎，阴道炎，遗精，阳痿，子宫内膜炎，月经不调等。

【刺灸】直刺 1.0~1.5 寸；可灸。

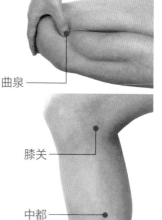

曲泉

膝关

中都

蠡沟

阴包

【定位】在大腿内侧，当股骨内上髁上4寸，股内肌与缝匠肌之间。

【功能主治】清利湿热，通调下焦。适用于前列腺炎，遗精，阳痿，月经不调，肾炎等。

【刺灸】直刺 1.0~1.5 寸；可灸。

足五里

【定位】在大腿内侧，当气冲直下3寸，大腿根部，耻骨结节的下方，长收肌的外缘。

【功能主治】疏肝理气，清利祛热。适用于阴囊湿疹，睾丸肿痛，遗尿，股内侧痛，小腹胀满疼痛等。

【刺灸】直刺 1.0~1.5 寸；可灸。

阴廉

【定位】在大腿内侧，当气冲直下2寸，大腿根部，耻骨结节的下方，长收肌的外缘。

【功能主治】调经止带，通利下焦。适用于月经不调，赤白带下，阴部瘙痒，阴肿，小腹疼痛等。

【刺灸】直刺 1.0~1.5 寸；可灸。

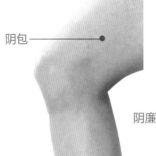

阴包

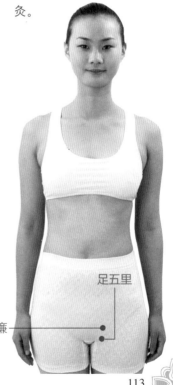

足五里

阴廉

急脉

【定位】在耻骨结节的外侧，当气冲外下方，腹股沟中股动脉搏动处，前正中线旁开2.5寸。

【功能主治】疏利肝胆，通调下焦。适用于子宫脱垂，疝气，小腹痛，阴茎痛，阴部肿痛等。

【刺灸】避开动脉，直刺0.5~0.8寸；可灸。

章门

【定位】在侧腹部，当第11肋游离端下方。

【功能主治】疏肝健脾，理气散结，清利湿热。适用于消化不良，腹痛腹胀，肠炎，肝炎，黄疸，腹膜炎等。

【刺灸】直刺0.5~0.8寸；可灸。

期门

【定位】在胸部，当乳头直下，第6肋间隙，前正中线旁开4寸。

【功能主治】健脾疏肝，理气活血。适用于肝炎，胆石症，心绞痛，肋间神经痛，肠炎，胸膜炎等。

【刺灸】斜刺0.5~0.8寸；可灸。

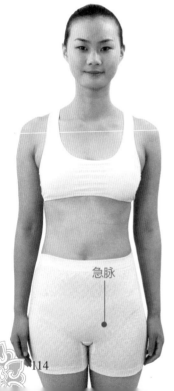

急脉

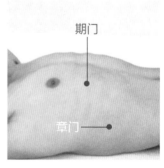

期门

章门

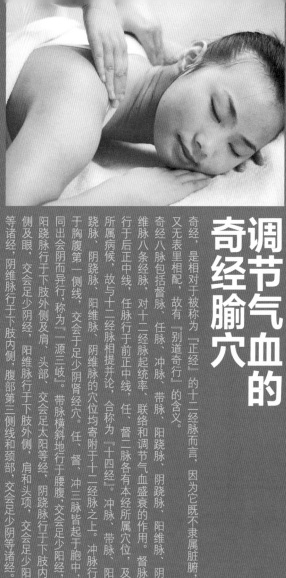

第二章

调节气血的奇经腧穴

奇经，是相对于被称为『正经』的十二经脉而言，因为它既不隶属脏腑，又无表里相配，故有『别道奇行』的含义。

奇经八脉包括督脉、任脉、冲脉、带脉、阳跷脉、阴跷脉、阳维脉、阴维脉八条经脉，对十二经脉起统率、联络和调节气血盛衰的作用。督脉行于后正中线，任脉行于前正中线，任、督二脉各有本经所属穴位，及所属病候，故与十二经脉相提并论，合称为『十四经』。冲脉、带脉、阳跷脉、阴跷脉、阳维脉、阴维脉的穴位均寄附于十二经脉之上。冲脉行于胸腹第一侧线，交会于足少阴肾经穴。任、督、冲三脉皆起于胞中，同出会阴而异行，称为『一源三岐』。带脉横斜地行于腰腹，交会足少阳经。阳跷脉行于下肢外侧及肩、头部，交会足太阳等经，阴跷脉行于下肢内侧及眼，交会足少阴经。阳维脉行于下肢外侧、肩和头项，交会足少阳等诸经，阴维脉行于下肢内侧、腹部第三侧线和颈部，交会足少阴等诸经。

任脉

腧穴速记歌

任脉中行二十四，会阴潜伏两阴间，
曲骨之前中极在，关元石门气海边，
阴交神阙水分处，下脘建里中脘前，
上脘巨阙连鸠尾，中庭膻中玉堂联，
紫宫华盖循璇玑，天突廉泉承浆端。

穴位主治

　　疝气、阴部肿痛、瘕块、积聚、小便不利或遗尿、痔；腹痛、皮肤瘙痒、咽干不利、腹泻、痢疾、咳嗽、脘痛及产后诸疾等。

会阴

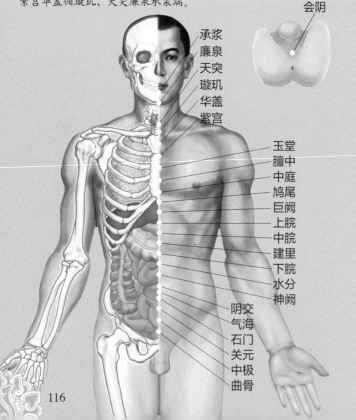

承浆
廉泉
天突
璇玑
华盖
紫宫

玉堂
膻中
中庭
鸠尾
巨阙
上脘
中脘
建里
下脘
水分
神阙

阴交
气海
石门
关元
中极
曲骨

会阴

【定位】男性当阴囊根部与肛门连线的中点；女性当大阴唇后联合与肛门连线的中点。

【功能主治】醒神镇惊，通调二阴。适用于遗尿，阴痛，阴痒，遗精，月经不调等症。

【刺灸】直刺 0.5~1.0 寸，孕妇慎用；不宜多灸。

曲骨

【定位】在前正中线上，耻骨联合上缘的中点处。

【功能主治】通利小便，调经止痛。适用于少腹胀满，小便淋沥，遗尿，遗精、阳痿，月经不调等症。

【刺灸】直刺 0.5~1.0 寸，排空小便后进针，孕妇禁针；可灸。

中极

【定位】在下腹部，前正中线上，当脐中下 4 寸。

【功能主治】益肾兴阳，通经止带。适用于遗精，阳痿，痛经，月经不调，膀胱炎等。

【刺灸】直刺 1.0~1.5 寸，排空小便后进针，孕妇禁针；可灸。

关元

【定位】在下腹部，前正中线上，当脐中下 3 寸。

【功能主治】培补元气，导赤通淋。适用于泌尿系统疾病，痛经、闭经、遗精、阳痿等。

【刺灸】直刺 1.0~1.5 寸，排空小便后进针，孕妇慎用；可灸。

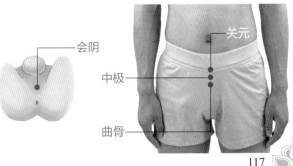

会阴

关元

中极

曲骨

石门

【定位】在下腹部，前正中线上，当脐中下 2 寸。

【功能主治】补肾化湿利尿。适用于小便不利，小腹绞痛，产后恶露不止，泄泻，肠炎，子宫内膜炎等。

【刺灸】直刺 1.0~1.5 寸，孕妇慎用；可灸。

气海

【定位】在下腹部，前正中线上，当脐中下 1.5 寸。

【功能主治】益气补虚。适用于下腹疼痛，大便不通，泄泻，阳痿，遗精，功能性子宫出血等。

【刺灸】直刺 1.0~1.5 寸，孕妇慎用；可灸。

阴交

【定位】在下腹部，前正中线上，当脐中下 1 寸。

【功能主治】调经固带，利水消肿。适用于泄泻，肠炎，前列腺炎，阴汗湿痒，功能性子宫出血等。

【刺灸】直刺 1.0~1.5 寸，孕妇慎用；可灸。

神阙

【定位】在腹中部，脐中央。

【功能主治】温补元阳，健运脾胃。适用于泄泻，胃炎，泌尿系感染，不孕症，肠炎等。

【刺灸】禁刺；宜少灸，多用艾炷隔盐灸法。

水分

【定位】在上腹部，当前正中线上，当脐中上 1 寸。

【功能主治】益肺、健脾。适用于腹胀，腹痛，反胃，泄泻，肠炎，胃炎等。

【刺灸】直刺 1.0~1.5 寸；可灸。

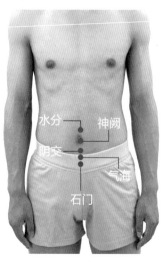

下脘

【定位】在上腹部，前正中线上，当脐中上 2 寸。

【功能主治】消食导滞。适用于腹胀，泄泻，胃炎，肠炎等。

【刺灸】直刺 1.0~1.5 寸；可灸。

建里

【定位】在上腹部，前正中线上，当脐中上 3 寸。

【功能主治】和胃健脾。适用于胃痛，腹痛，厌食症，水肿，胃痉挛等。

【刺灸】直刺 1.0~1.5 寸；可灸。

中脘

【定位】在上腹部，前正中线上，当脐中上 4 寸。

【功能主治】消食导滞。适用于胃痉挛，腹胀，黄疸，胃炎，肠炎等。

【刺灸】直刺 1.0~1.5 寸；可灸。

上脘

【定位】在上腹部，前正中线上，当脐中上 5 寸。

【功能主治】化痰宁神，和胃降逆。适用于反胃，呕吐，腹痛，黄疸，胃炎，肠炎等。

【刺灸】直刺 1.0~1.5 寸；可灸。

巨阙

【定位】在上腹部，前正中线上，当脐中上 6 寸。

【功能主治】安神宁心，宽胸止痛。适用于胃痛，反胃，胸痛，惊悸，黄疸等。

【刺灸】向下斜刺 0.5~1.0 寸，不可深刺，以免伤及肝脏；可灸。

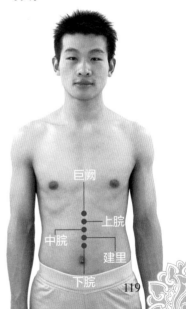

119

鸠尾

【定位】在上腹部，前正中线上，当胸剑结合部下1寸。

【功能主治】安心宁神，宽胸定喘。适用于胸闷咳嗽，心悸，癫痫，胃痛，肋间神经痛，癔病等。

【刺灸】向下斜刺0.3~0.6寸；可灸。

中庭

【定位】在胸部，前正中线上，平第5肋间，即胸剑结合部。

【功能主治】宽胸消胀，降逆止呕。适用于胸胁、胀满，呕吐，食管炎等。

【刺灸】向下斜刺0.3~0.5寸；可灸。

膻中

【定位】在胸部，当前正中线上，平第4肋间，两乳头连线的中点。

【功能主治】理气止痛，生津增液。适用于胸闷，咳喘，心胸痛，心悸，支气管炎等。

【刺灸】平刺0.3~0.5寸；可灸。

玉堂

【定位】在胸部，当前正中线上，平第3肋间。

【功能主治】宽胸止痛，止咳平喘。适用于胸部疼痛，咳嗽，胸膜炎，肋间神经痛，支气管炎等。

【刺灸】平刺0.3~0.5寸；可灸。

紫宫

【定位】在胸部，当前正中线上，平第2肋间。

【功能主治】宽胸理气，止咳平喘。适用于胸部疼痛，咳嗽，肋间神经痛，支气管炎，胸膜炎等。

【刺灸】平刺0.3~0.5寸；可灸。

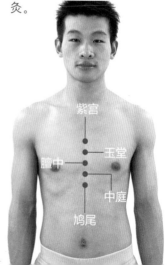

华盖

【定位】在胸部，当前正中线上，平第1肋间。

【功能主治】宽胸利肺，止咳平喘。适用于急慢性咽炎，胸痛，支气管哮喘，胸膜炎，扁桃体炎等。

【刺灸】平刺0.3~0.5寸；可灸。

璇玑

【定位】在胸部，当前正中线上，胸骨上窝中央下1寸。

【功能主治】宽胸利肺，止咳平喘。适用于喉炎，支气管炎，胸膜炎，胃痉挛等。

【刺灸】平刺0.3~0.5寸；可灸。

天突

【定位】在颈部，当前正中线上，胸骨上窝中央。

【功能主治】宣通肺气，消痰止咳。适用于咽喉肿痛，支气管炎，咽喉炎，甲状腺肿大等。

【刺灸】先直刺0.2寸，然后将针尖转向下方，紧靠胸骨后方刺入0.5~1.0寸；可灸。

廉泉

【定位】在颈部，当前正中线上，喉结上方，舌骨上缘凹陷处。

【功能主治】利喉舒舌，消肿止痛。适用于舌下肿痛，舌根缩急，口腔炎，舌炎，口舌生疮等。

【刺灸】向咽喉部刺入0.5~1.0寸；可灸。

承浆

【定位】在面部，当颏唇沟的正中凹陷处。

【功能主治】生津敛液，舒筋活络。适用于口喝，齿龈肿痛，流涎，口舌生疮，癫痫等。

【刺灸】斜刺0.3~0.5寸；可灸。

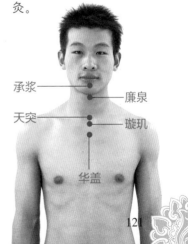

承浆　　　　　　　廉泉

天突　　　　　　　璇玑

华盖

督脉

腧穴速记歌

督脉行脉之中行，二十八穴始长强，
腰俞阳关入命门，悬枢脊中中枢长。
筋缩至阳归灵台，神道身柱陶道开，
大椎哑门连风府，脑户强间后顶排。
百会前顶通囟会，上星神庭素髎对，
水沟兑端在唇上，龈交上齿缝之内。

穴位主治

　　头风、头痛、头重、耳鸣、
眩晕、眼花、嗜睡、癫痫、腰脊
强痛、俯仰不利、肢体酸软、手
足拘挛、震颤、抽搐、麻木及中
风不语等。

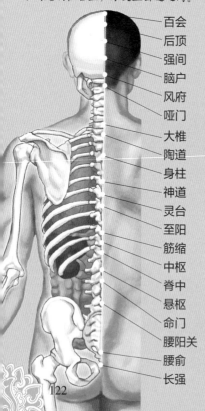

百会
后顶
强间
脑户
风府
哑门
大椎
陶道
身柱
神道
灵台
至阳
筋缩
中枢
脊中
悬枢
命门
腰阳关
腰俞
长强

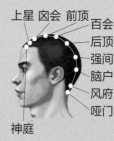

上星 囟会 前顶 百会
后顶
强间
脑户
风府
哑门
神庭

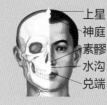

上星
神庭
素髎
水沟
兑端

长强

龈交

长强

【定位】在尾骨端下，当尾骨端与肛门连线的中点处。

【功能主治】解痉止痛，调畅通淋。适用于痔，阴部湿痒，癫痫，癔病，腰骶神经痛等。

【刺灸】针尖向上，紧靠尾骨前面斜刺入 0.5~1.0 寸，不宜直刺，以免伤及直肠；可灸。

腰俞

【定位】在骶部，当后正中线上，适对骶管裂孔处。

【功能主治】调经清热，散寒除湿。适用于腰脊疼痛，癫痫，月经不调，腰骶神经痛，痔等。

【刺灸】向上斜刺 0.5~1.0 寸；可灸。

腰阳关

【定位】在腰部，当后正中线上，第 4 腰椎棘突下凹陷中。

【功能主治】祛寒除湿，舒筋活络。适用于腰骶疼痛，坐骨神经痛，遗精，阳痿，月经不调等。

【刺灸】直刺 0.5~1.0 寸；可灸。

命门

【定位】在腰部，当后正中线上，第 2 腰椎棘突下凹陷中。

【功能主治】补肾壮阳。适用于虚损腰痛，月经不调，慢性肠炎，小腹冷痛，前列腺炎等。

【刺灸】直刺 0.5~1.0 寸；多用灸法。

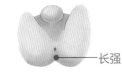

长强

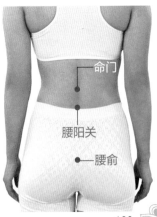

命门

腰阳关

腰俞

悬枢

【定位】在腰部，当后正中线上，第1腰椎棘突下凹陷中。

【功能主治】助阳健脾，通调肠气。适用于腰脊强痛，腹痛，泄泻，胃痛，肠炎等。

【刺灸】斜刺0.5~1.0寸；可灸。

脊中

【定位】在背部，当后正中线上，第11胸椎棘突下凹陷中。

【功能主治】健脾利湿，宁神镇静。适用于腰脊强痛，腹满，黄疸，脱肛，胃肠痉挛等。

【刺灸】斜刺0.5~1.0寸；可灸。

中枢

【定位】在背部，当后正中线上，第10胸椎棘突下凹陷中。

【功能主治】健脾利湿，清热止痛。适用于腰背疼痛，胃痛，呕吐，肝炎，黄疸等。

【刺灸】斜刺0.5~1.0寸；可灸。

筋缩

【定位】在背部，当后正中线上，第9胸椎棘突下凹陷中。

【功能主治】平肝息风，宁神镇痉。适用于脊背强急，腰背疼痛，胃痛等。

【刺灸】斜刺0.5~1.0寸；可灸。

至阳

【定位】在背部，当后正中线上，第7胸椎棘突下凹陷中。

【功能主治】利胆退黄，宽胸利膈。适用于胸胁胀痛，脊背强痛，黄疸，胃痉挛，肋间神经痛等。

【刺灸】向上斜刺0.5~1.0寸；可灸。

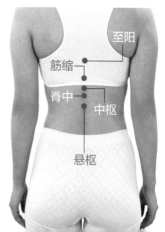

灵台

【定位】在背部，当后正中线上，第6胸椎棘突下凹陷中。

【功能主治】清热化湿，止咳定喘。适用于脊背强痛，疔疮，肺炎，支气管炎，肺炎等。

【刺灸】斜刺 0.5~1.0 寸；可灸。

神道

【定位】在背部，当后正中线上，第5胸椎棘突下凹陷中。

【功能主治】宁心安神，清热平喘。适用于心悸，肩背痛，神经衰弱，肋间神经痛等。

【刺灸】斜刺 0.5~1.0 寸；可灸。

身柱

【定位】在背部，当后正中线上，第3胸椎棘突下凹陷中。

【功能主治】宣肺清热，宁神镇咳。适用于腰脊强痛，支气管哮喘，肺炎，神经衰弱等。

【刺灸】斜刺 0.5~1.0 寸；可灸。

陶道

【定位】在背部，当后正中线上，第1胸椎棘突下凹陷中。

【功能主治】解表清热。适用于颈项强痛，头痛，热病，颈肩部肌肉痉挛，疟疾，癫病等。

【刺灸】斜刺 0.5~1.0 寸；可灸。

大椎

【定位】在后正中线上，第7颈椎棘突下凹陷中。

【功能主治】清热解表，截疟止痛。适用于颈肩疼痛，咳嗽喘急，疟疾等。

【刺灸】斜刺 0.5~1.0 寸；可灸。

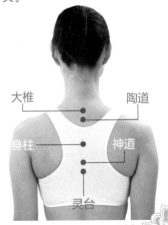

哑门

【定位】在项部，当后发际正中直上 0.5 寸，第 1 颈椎下。

【功能主治】散风熄风，开窍醒神。适用于舌强不语，语言不利，脑血管病，头痛等。

【刺灸】正坐位，头微前倾，颈部放松，向下颌方向缓慢刺入 0.5~1.0 寸，不可向上深刺，以免刺入枕骨大孔，伤及延髓；可灸。

风府

【定位】在项部，当后发际直上 1 寸，枕外隆凸直下凹陷中。

【功能主治】散风熄风，通关开窍。适用于咽喉肿痛，头痛，眩晕，项强，脑血管病等。

【刺灸】正坐位，头微前倾，颈部放松，向下颌方向缓慢刺入 0.5~1.0 寸，不可向上深刺，以免刺入枕骨大孔，伤及延髓；可灸。

脑户

【定位】在头部，当后发际正中直上 2.5 寸，枕外隆凸的上缘凹陷处。

【功能主治】醒神开窍，平肝息风。适用于头痛，项强，目眩，癫痫，小脑疾患，视神经萎缩等。

【刺灸】平刺 0.5~1.0 寸；可灸。

强间

【定位】在头部，当后发际正中直上 4 寸(脑户上 1.5 寸)。

【功能主治】醒神宁心，平肝息风。适用于头痛，目眩，心烦，失眠，脑膜炎等。

【刺灸】平刺 0.5~1.0 寸；可灸。

后顶

【定位】在头部，当后发际正中直上 5.5 寸(脑户上 3 寸)。

【功能主治】醒神安神，息风止痉。适用于头痛，项强，眩晕，颈项肌肉痉挛等。

【刺灸】平刺 0.5~1.0 寸；可灸。

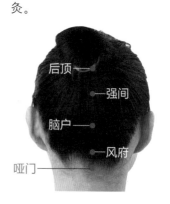

后顶 — 强间 — 脑户 — 风府 — 哑门 —

百会

【定位】在头部，当前发际正中直上 5 寸，或头顶正中线与两耳尖连线交点处。

【功能主治】息风醒脑，升阳固脱。适用于健忘，头痛，脱肛，癔病，高血压病，脑血管病等。

【刺灸】平刺 0.5~1.0 寸。

前顶

【定位】在头部，当前发际正中直上 3.5 寸（百会前 1.5 寸）。

【功能主治】息风醒脑，宁神镇静。适用于头晕，目眩，头顶痛，鼻炎，癫痫，小儿惊风，高血压病等。

【刺灸】平刺 0.3~0.5 寸；可灸。

囟会

【定位】在头部，当前发际正中直上 2 寸（百会前 3 寸）。

【功能主治】安神醒脑，清热消肿。适用于头晕目眩，鼻窦炎，惊悸，高血压病，记忆力减退等。

【刺灸】平刺 0.3~0.5 寸，小儿禁刺；可灸。

上星

【定位】在头部，当前发际正中直上 1.0 寸。

【功能主治】息风清热，宁神通鼻。适用于眩晕，头痛，鼻窦炎，疟疾，热病，神经衰弱等。

【刺灸】平刺 0.5~0.8 寸；可灸。

神庭

【定位】在头部，当前发际正中直上 0.5 寸。

【功能主治】宁神醒脑，降逆平喘。适用于头晕目眩，鼻窦炎，过敏性鼻炎，失眠，记忆力减退等。

【刺灸】平刺 0.3~0.5 寸；可灸。

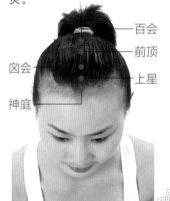

百会
前顶
囟会
上星
神庭

素髎

【定位】在面部，当鼻尖的正中央。

【功能主治】清热消肿，通利鼻窍。适用于鼻塞，过敏性鼻炎，酒糟鼻，惊厥，昏迷等。

【刺灸】向上斜刺 0.3~0.5寸，或点刺出血；一般不灸。

水沟

【定位】在面部，当人中沟上1/3 与中 1/3 交点处。

【功能主治】开窍醒神，定惊安神，强腰止痛。适用于昏迷，休克，低血压，急性腰扭伤等。

【刺灸】向上斜刺 0.3~0.5寸，或指甲掐按；一般不灸。

兑端

【定位】在面部，当上唇的尖端，人中沟下端皮肤与唇的移行部。

【功能主治】消肿止痛，祛风通络，开窍醒神。适用于昏迷，晕厥，牙痛等。

【刺灸】斜刺 0.2~0.3 寸；禁灸。

龈交

【定位】在上唇内，唇系带与上齿龈的相接处。

【功能主治】醒神开窍，清热息风。适用于齿龈炎，鼻息肉，口喝，牙痛，闪挫腰痛等。

【刺灸】向上斜刺 0.2~0.3寸，或点刺出血；一般不灸。

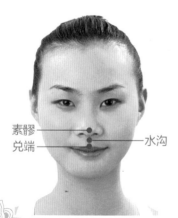

素髎
兑端
水沟

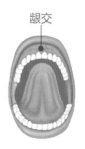

龈交